Zichner

Meine Hashimoto-Ernährung

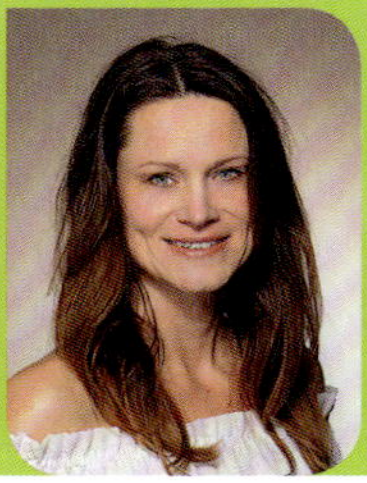

Bei Diana Zichner wurde die Diagnose Hashimoto-Thyreoiditis bereits 2009 gestellt. Doch schon Jahre zuvor machten ihr die starken Symptome der Erkrankung und eine chronische Müdigkeit das Leben schwer. Und trotz der Erleichterung, nach Jahren der Suche endlich einen Namen für ihre Erkrankung zu haben, brauchte sie noch lange Zeit, viel Kraft und einige Umwege, um endlich eine dauerhafte Besserung zu erzielen. »Mein eigener holpriger Weg mit Hashimoto hat mich dazu bewogen, eine Ausbildung zur ganzheitlichen Ernährungsberaterin zu machen. Ich möchte all meine Erfahrungen und mein Wissen rund um Hashimoto professionell an Betroffene weitergeben und ihnen zu einem beschwerdefreien Leben mit der Autoimmunerkrankung verhelfen.« Heute lebt Diana Zichner mit ihrem Mann und ihren beiden Söhnen in der Nähe von Köln. Sie ist auf Ernährungsberatung und Darmgesundheit bei Hashimoto spezialisiert und betreibt den Blog hashimotounddiespeckroellchen.de.

Diana Zichner

Meine Hashimoto-Ernährung

Der Neustart fürs Immunsystem. Mit über 120 Rezepten

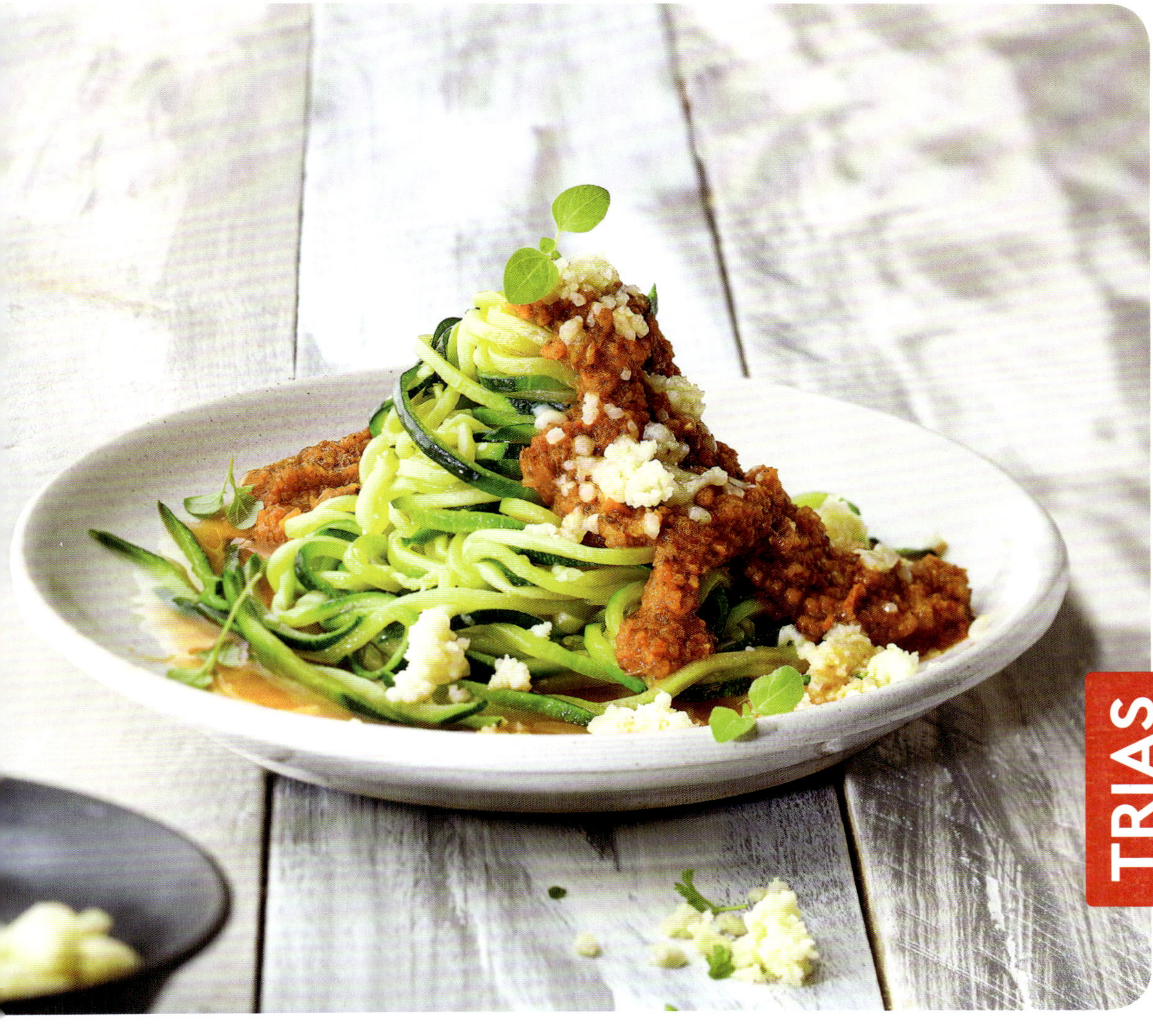

TRIAS

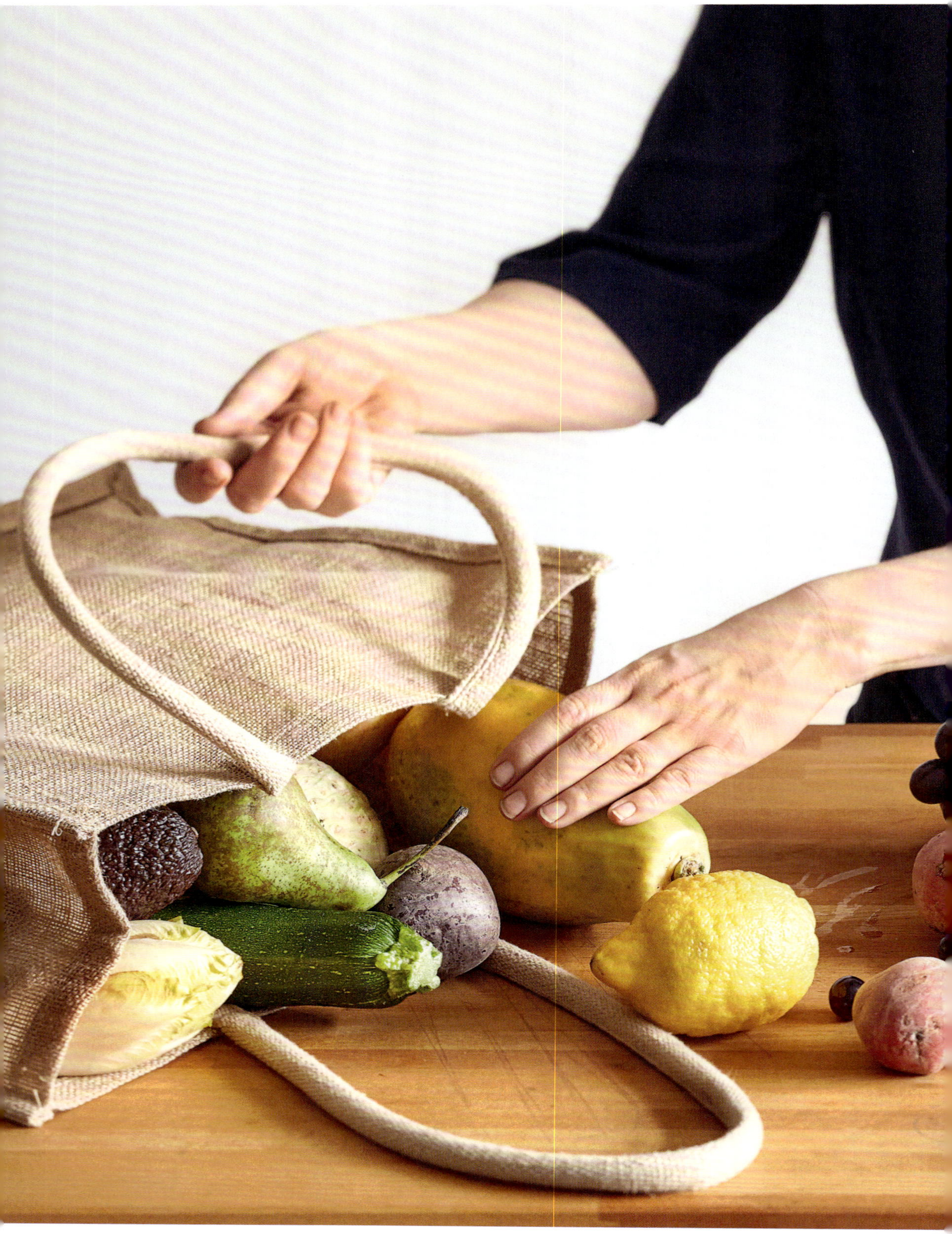

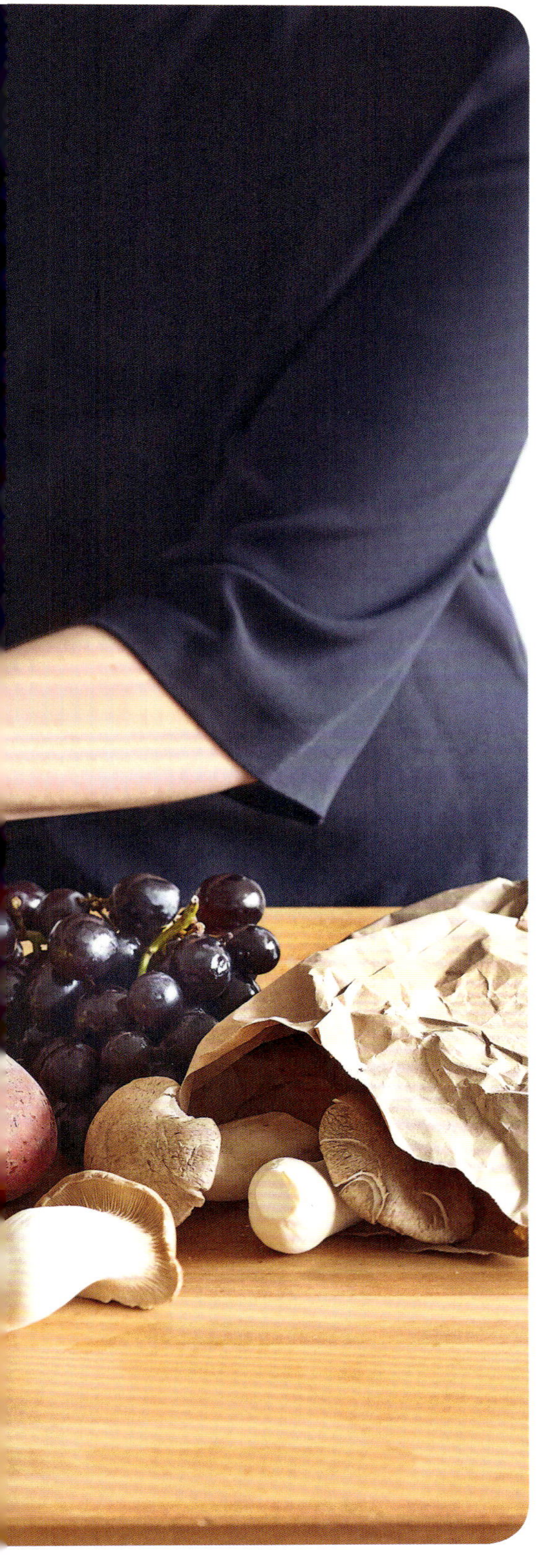

Herzlich willkommen,

ich freue mich, dass Sie mein Buch in Ihren Händen halten und sich für das Thema Ernährung rund um Hashimoto interessieren. Vielleicht haben Sie gerade erst erfahren, dass Sie an der Autoimmunerkrankung Hashimoto-Thyreoiditis leiden. Oder seit Ihrer Diagnose ist schon einige Zeit ins Land gegangen und Ihre Symptome wollen sich trotz der Einnahme von Schilddrüsenhormonen einfach nicht bessern.

Dann geht es Ihnen wie mir noch vor einigen Jahren. Durch die Autoimmunerkrankung legte ich etliche Kilos an Gewicht zu. Bleierne Müdigkeit, Muskelschmerzen, geringe Belastbarkeit, Herzprobleme und ständiges Frieren belasteten meinen Alltag. Lange Zeit bekam ich von Ärzten lediglich zu hören, dass diese Symptome nur durch ein Übermaß an Stress verursacht würden. Dabei fühlte ich mich gar nicht gestresst!

Mit der Zeit kamen bei mir all jene Symptome hinzu, die auf eine Unterfunktion der Schilddrüse hinwiesen: Wortfindungsstörungen, depressive Verstimmungen, Magenschmerzen, geschwollene Lymphknoten und erhöhte Leberwerte. Ich war kaum mehr in der Lage, meine Kinder zu versorgen, weil ich mittags vor Erschöpfung schlichtweg einschlief. Es ging eigentlich nur noch darum, den Tag irgendwie zu überstehen. Dann endlich – nach mehreren Jahren der Verzweiflung und einigen Arztwechseln – bekamen die Beschwerden einen Namen. Anhand meines Blutbildes und einer Ultraschalluntersuchung wurde eine Hashimoto-Thyreoiditis diagnostiziert. Damals, im Jahr 2009, dachte ich voller Hoffnung: »Jetzt wird alles gut!«

Zunächst ging es tatsächlich bergauf, ich fühlte mich allein deswegen schon besser, weil ich endlich die Ursache für meine Beschwerden kannte. Aber dennoch plagten mich trotz Einnahme des Schilddrüsenhormons L-Thyroxin immer noch etliche Symptome wie Herzrasen, Gedächtnisstörungen und Konzentrationsschwäche. Ich fühlte mich permanent benebelt, hatte Kopfschmerzen und Magenprobleme und eine chronische Müdigkeit machte mir einen normalen Alltag immer noch fast unmöglich. Auch mein Gewicht wollte sich nicht verringern. Nach Aussagen der Ärzte sollte der Grund für all diese Beschwerden wieder nur meine Psyche sein, denn schließlich würden mit der Einnahme der Schilddrüsenhormone sämtliche körperliche Beschwerden verschwinden – so die Theorie. Da ich mich jedoch psychisch ausgeglichen fühlte, war mir klar, dass dies nicht die Ursache sein konnte.

Ich begann mich intensiver mit dem Thema Hashimoto auseinanderzusetzen, verschlang alles, was ich an Literatur über die Autoimmunerkrankung finden konnte. Und siehe da: Nach einer längeren Ärzteodyssee wurden tatsächlich eine Glutenunverträglichkeit, eine Nebennierenschwäche und das Leaky-Gut-Syndrom diagnostiziert. Mir wurde klar: Es muss sich etwas ändern.

So fing ich an, mich mit verschiedensten Formen gesunder Ernährung zu beschäftigen, und krempelte mein Leben um. Es begann eine intensive Zeit des Ausprobierens, eine Art »Testphase«, in der meine Geduld manchmal auf eine harte Probe gestellt wurde. Mit dem Verzicht auf Gluten und Milchprodukte purzelten schon bald die ersten Kilos. Meine Umstellung auf Paleo-Ernährung brachte eine Unverträglichkeit von Nüssen und eine Histaminintoleranz ans Tageslicht. Durch strenge Low-Carb-Ernährung verschlechterten sich zunächst meine Schilddrüsenwerte. Nach und nach fand ich heraus, welche Nahrungsmittel mir guttun und zu meinem Wohlbefinden beitragen. So entwickelte ich ein individuelles Ernährungskonzept für mich, mit dem sich die Symptome entscheidend verbesserten. Letztendlich war die konsequente Umstellung meiner Ernährung der Schlüssel zu einem beschwerdefreien Leben, wie ich es heute führe.

Diese wunderbare Erfahrung wollte ich mit anderen Betroffenen teilen. Ich rief meinen Blog »Hashimoto und die Speckröllchen« ins Leben. Durch den intensiven Austausch mit vielen Hashimoto-Geplagten stellte ich fest, dass auch andere Unterstützung bei der Umsetzung von Ernährungsempfehlungen benötigen. Daher entschied ich mich, ein Ernährungsprogramm für Hashimoto-Erkrankte zu entwickeln. Ich möchte Ihnen dabei helfen, sich auf eine für Ihre Autoimmunerkrankung »heilsame« Weise zu ernähren. Mit Hilfe von praktischen Lebensmittellisten, Wochenplänen, vielseitigen Rezepten und nicht zuletzt auch nützlichen Informationen zur Erkrankung wird Ihnen das spielend leicht gelingen.

Mit einer individuell angepassten Ernährungsumstellung und ein wenig Durchhaltevermögen werden Sie Ihren Alltag hoffentlich bald weitgehend beschwerdefrei genießen können und neue Lebensenergien gewinnen! Es ist mir eine Freude, Sie auf diesem Weg zu mehr Wohlbefinden begleiten zu dürfen.

Diana Zichner

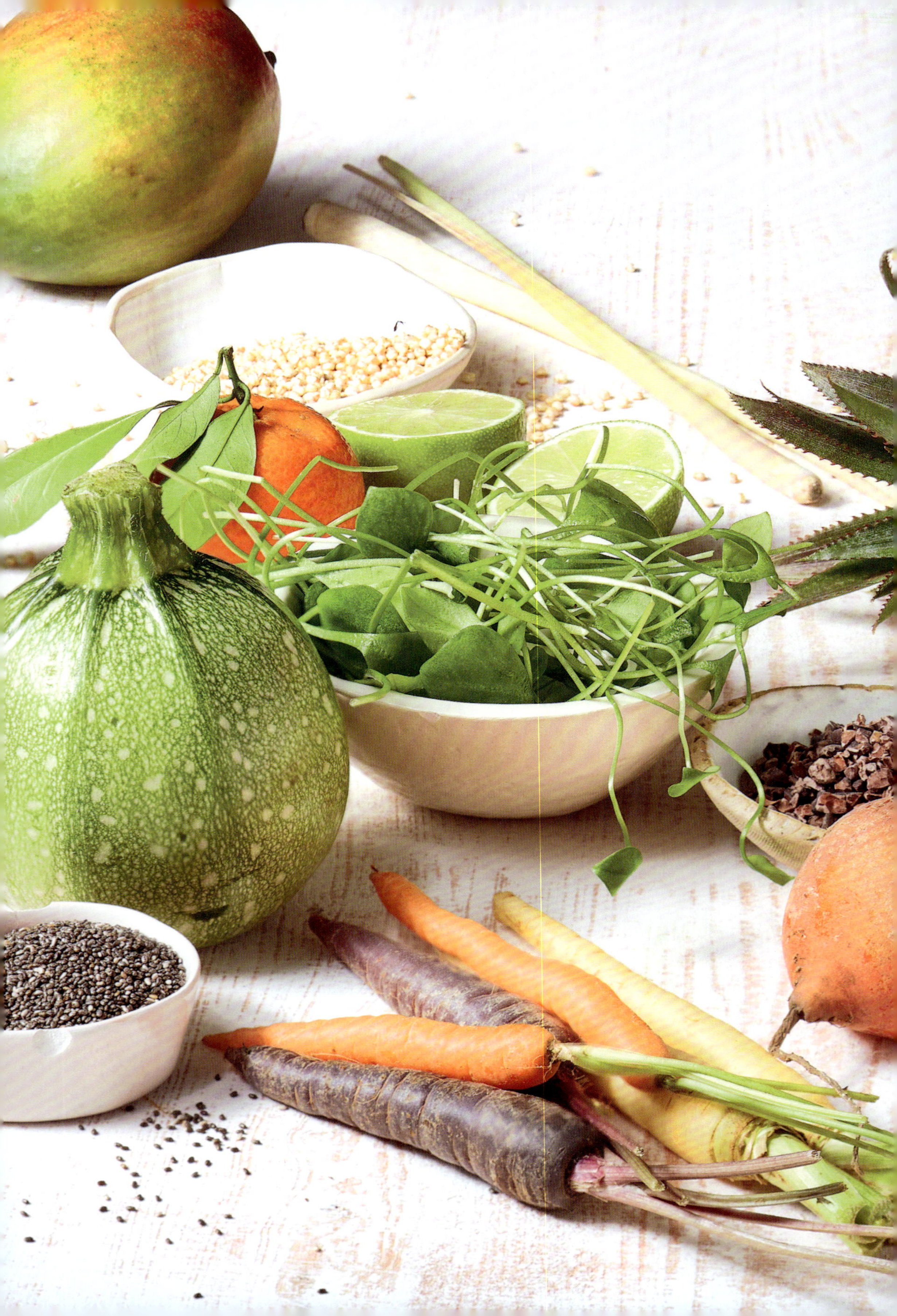

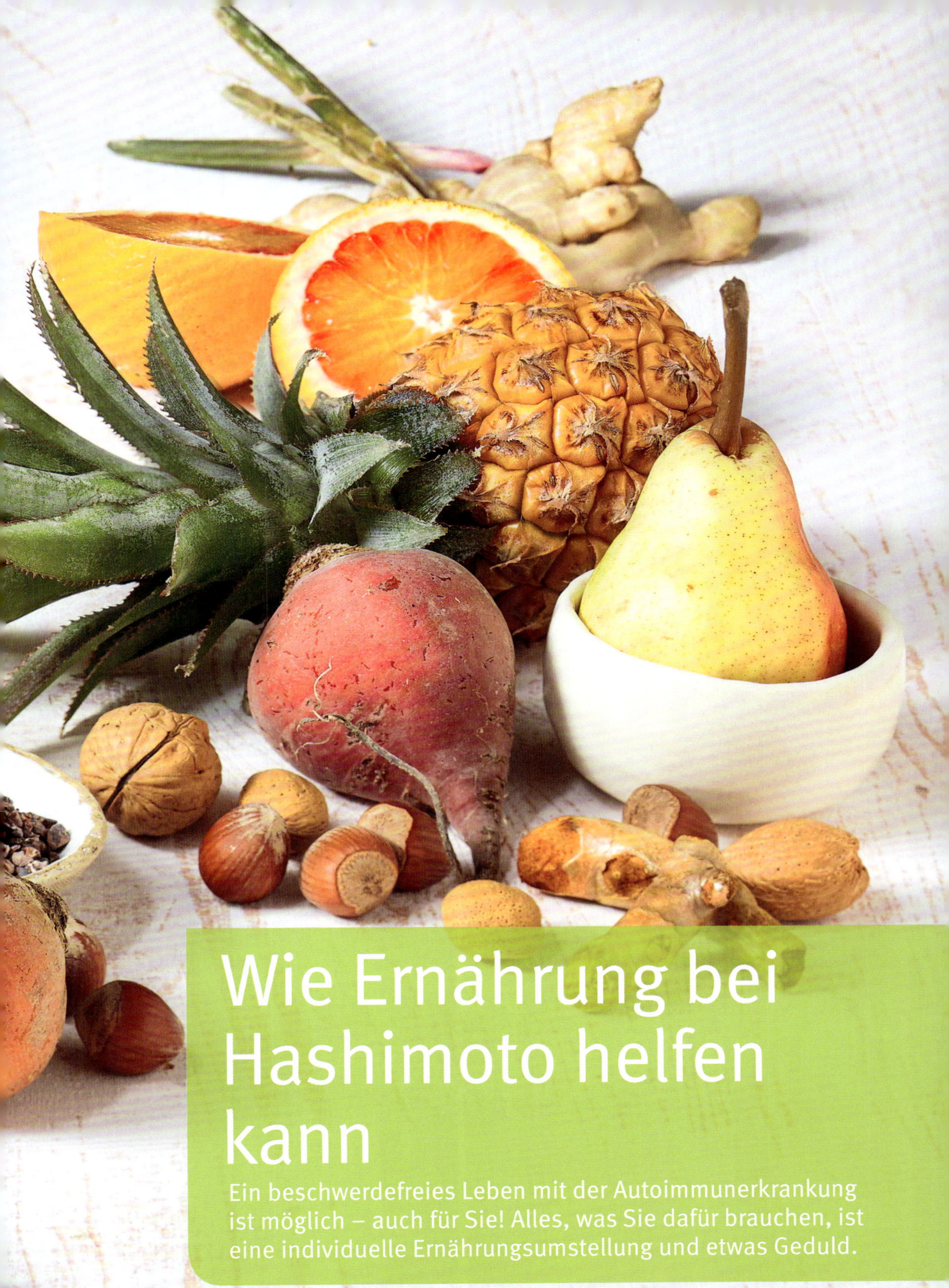

Wie Ernährung bei Hashimoto helfen kann

Ein beschwerdefreies Leben mit der Autoimmunerkrankung ist möglich – auch für Sie! Alles, was Sie dafür brauchen, ist eine individuelle Ernährungsumstellung und etwas Geduld.

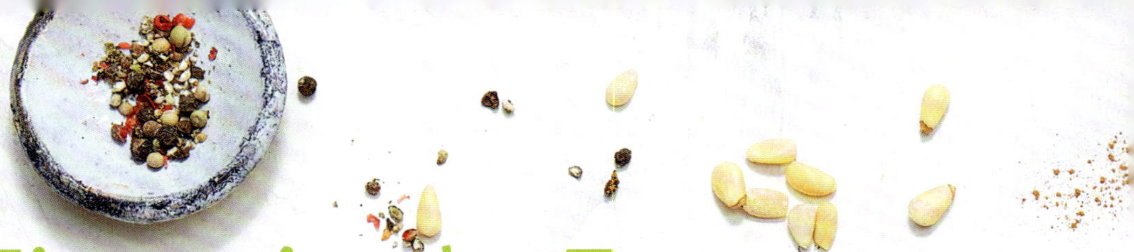

Ein optimaler Tag

Frühstückswaffeln

Für 1 Person
15 Min.

½ Banane • 2 Eier • 2 EL Mandelmehl • 15 g Zartbitterschokolade (mind. 70 % Kakao) • 1 Handvoll Kirschen • Zimt

- Die Banane mit einer Gabel zu Brei zerdrücken und mit den Eiern verquirlen.
- Das Mandelmehl dazugeben, gut vermengen. Bei Bedarf ein wenig Wasser oder pflanzliche Milch zufügen.
- Den Teig in das vorgeheizte und gefettete Waffeleisen geben und 1 bis 2 goldbraune Waffeln ausbacken. Währenddessen die Schokolade schmelzen.
- Die Kirschen auf den fertigen Waffeln anrichten. Schokolade darüberträufeln und mit Zimt bestreuen.

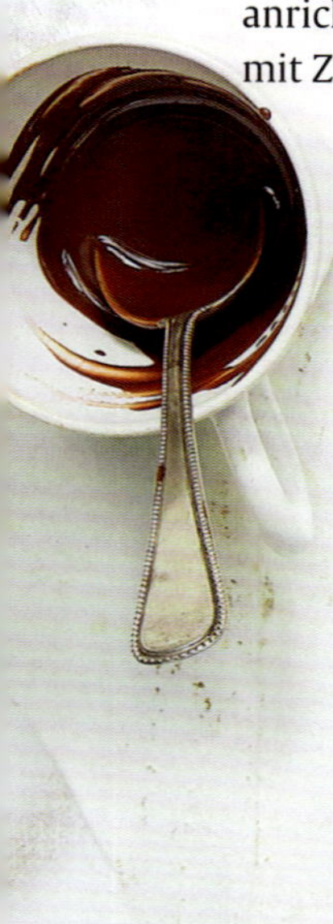

Süßkartoffelburger mit Olivenpesto

Für 2 Personen
40 Min.

15 Oliven • 4 EL Olivenöl • 1 Knoblauchzehe • 1 TL Pinienkerne • 6 Blätter Basilikum • Salz, Pfeffer • 1 Handvoll Rucola • 1 große Süßkartoffel • 250 g Rinderhack • 1 Ei • 1 EL Petersilie (gehackt) • 1 EL Senf • 1 TL Paprikapulver (scharf) • 1 kleine Zwiebel (gehackt)

- Oliven, Öl, Knoblauchzehe, Pinienkerne und Basilikum mit dem Stabmixer zu einem Pesto verarbeiten. Salzen und pfeffern.
- Rucola putzen, waschen, trockenschütteln und in mundgerechte Stücke zupfen.

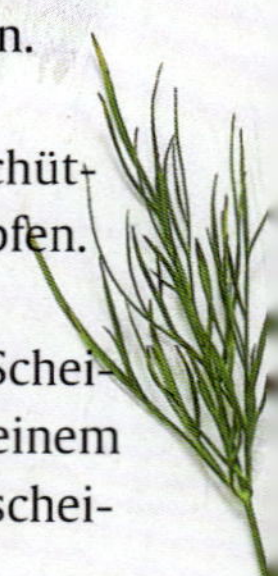

- Die Süßkartoffel schälen und in 8 Scheiben (ca. 1 cm) schneiden. Wasser in einem Topf aufkochen und die Süßkartoffelscheiben darin ca. 15 Minuten garen.
- Hackfleisch, Ei, Petersilie, Senf, Paprikapulver und Zwiebelwürfel gut vermengen. Salzen und pfeffern, 4 Buletten formen.
- Die Buletten in einer Pfanne mit etwas Olivenöl rundherum 10 bis 15 Minuten goldbraun braten.
- Die Süßkartoffeln salzen. Je 4 Scheiben auf einen Teller legen. Mit Rucola belegen, die Buletten daraufgeben, diese mit Olivenpesto bestreichen, die restlichen Süßkartoffelscheiben obenauf legen. Mit Pfeffer garnieren.

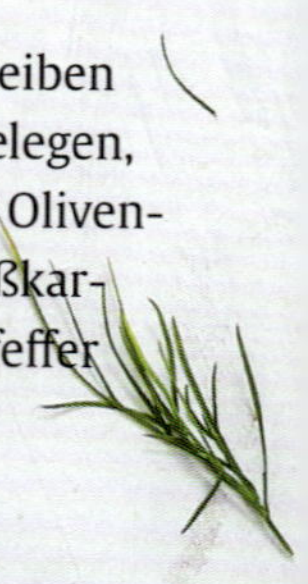

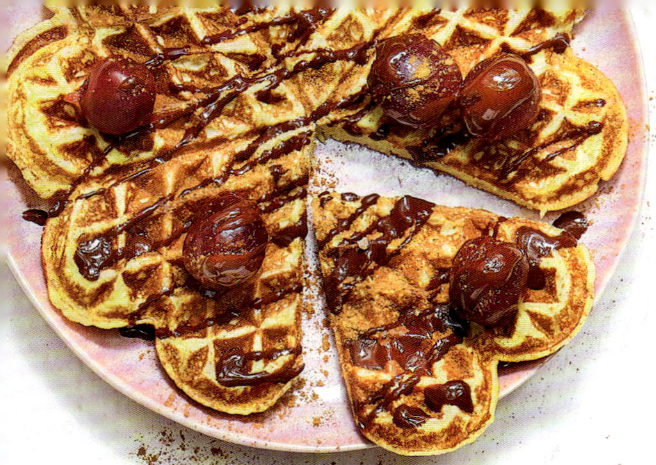

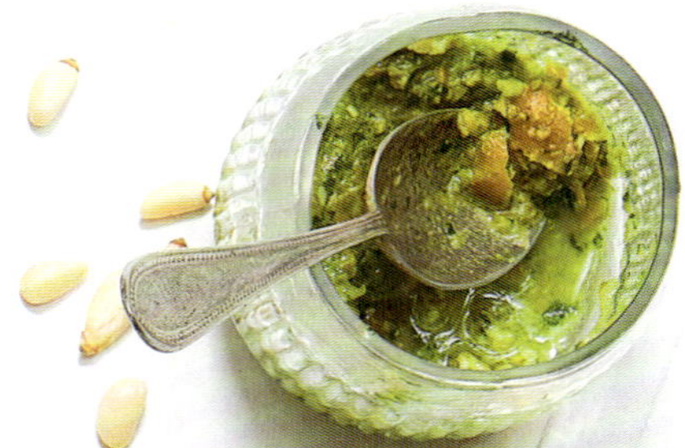

Rotbarsch mit Apfel-Fenchel-Salat

Für 2 Personen
30 Min.

2 Fenchelknollen • 1 großer grüner Apfel • 2 EL Olivenöl • 1 TL Honig • 1 Zitrone • Salz, Pfeffer • 2 Rotbarschfilets • 2 Handvoll Rucola • 1 EL frischer Dill (gehackt)

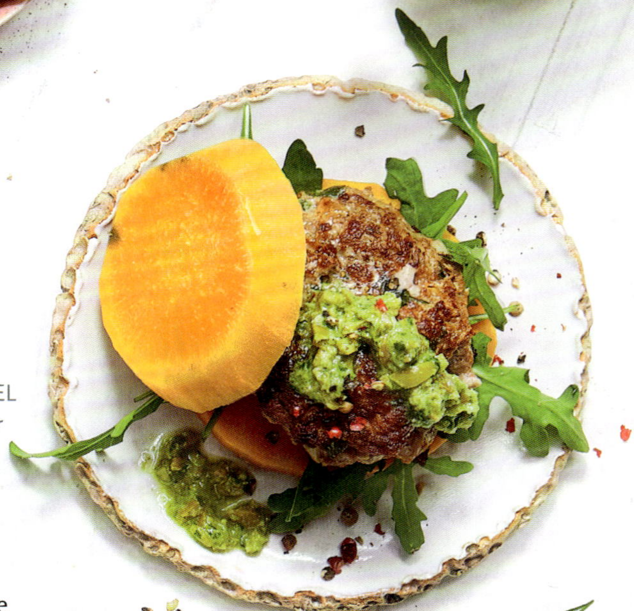

- Den Fenchel ohne Strunk fein hobeln. Den Apfel waschen, entkernen und in feine Spalten schneiden.
- Aus Olivenöl, Honig und Saft einer halben Zitrone ein Dressing anrühren, salzen und pfeffern. Zusammen mit Fenchel und Apfel in eine Schale geben, vermengen und ziehen lassen.
- Fisch waschen, trockentupfen, mit dem restlichen Zitronensaft beträufeln, salzen und pfeffern.
- In einer Pfanne etwas Olivenöl erhitzen und die Fischfilets darin beidseitig ca. 3 bis 4 Minuten braten.
- Rucola waschen, mit dem Apfel-Fenchel-Salat auf 2 Tellern verteilen und das Rotbarschfilet darauf anrichten. Mit Dill bestreuen.

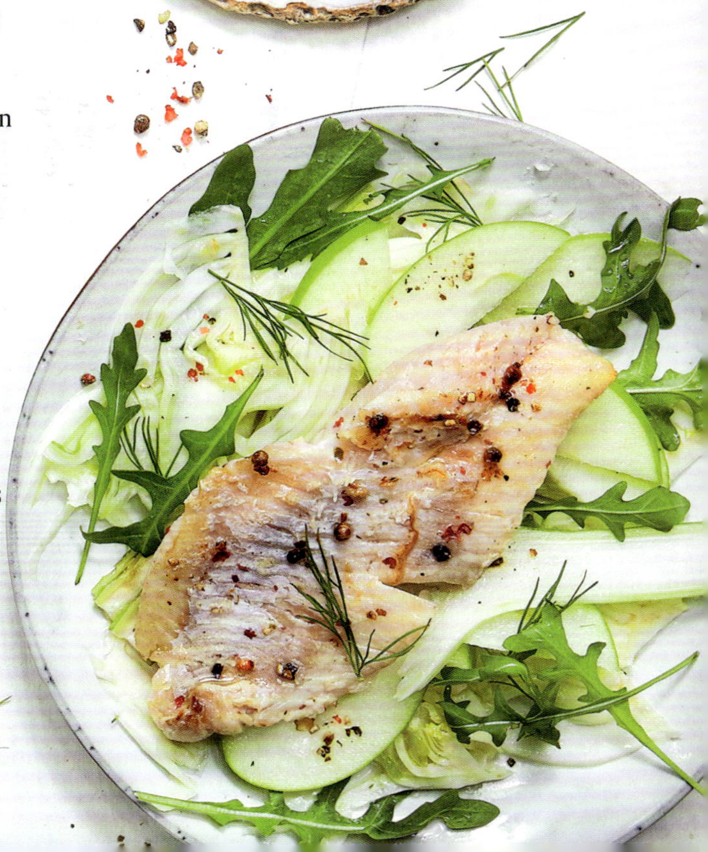

Hashimoto – was ist bloß los mit mir?

Vielleicht haben Sie sich schon einmal gefragt, weshalb gerade Sie Hashimoto haben. Was ist das überhaupt für eine Erkrankung, welche Ursachen hat sie? Und wie wird Hashimoto ausgelöst?

Die Hauptrolle bei Hashimoto spielt, wie wir alle wissen, das Immunsystem. Das Immunsystem soll uns vor fremden Eindringlingen wie Bakterien, Viren, Pilzen, Parasiten und Giftstoffen schützen. Es gibt einige Faktoren, die es irritieren können, sodass es die Fähigkeit verliert, zwischen Freund und Feind zu unterscheiden. Dann greift es fälschlicherweise körpereigene Zellen an. Das betroffene Gewebe wird massiv bekämpft und zerstört. Dies ist bei der Autoimmunerkrankung Hashimoto der Fall.

Wie wird die Erkrankung ausgelöst?

Eine Autoimmunerkrankung hat immer mehrere Ursachen. Häufig treffen verschiedene Faktoren aufeinander, die zu ihrem Ausbruch führen. Diese sind von Mensch zu Mensch unterschiedlich und wirken sich auf den einzelnen Organismus auch unterschiedlich stark aus. Manchmal ist es dann der letzte kleine Funke, der alles zündet.

Folgende Faktoren sind bekannt, die zum Entstehen einer Hashimoto-Thyreoiditis führen können:

- Störungen der Darmgesundheit (z. B. Leaky-Gut-Syndrom, Nahrungsmittelunverträglichkeiten wie Glutensensitivität oder Zöliakie)
- genetische Veranlagung
- hormonelle Veränderungen in der Pubertät, nach der Entbindung oder der Menopause
- Zufuhr hoher Dosen von Jod
- Nährstoffmängel
- Schwermetallbelastungen
- schlechte Entgiftungsleistung der Leber
- chronische Infekte und Virusinfektionen (z. B. Pfeiffer-Drüsenfieber, Epstein-Barr-Virus [EBV], Herpes)
- chronischer Stress

Die Hashimoto-Thyreoiditis ist eine autoimmun verursachte Schilddrüsenentzündung. Dies bedeutet, dass das fehlgeleitete Immunsystem spezielle Antikörper bildet, die gezielt die Zellen der Schilddrüse zerstören. Diese wird dadurch enorm geschädigt oder teilweise ganz zerstört und ist nun nicht mehr in der Lage, genügend Hormone zu produzieren, was wiederum zu einer chronischen Unterfunktion der Schilddrüse führt. Das ist fatal, denn die Schilddrüse produziert wichtige stoffwechselwirksame Hormone. Dazu gehören das Trijodthyronin (T3) und das Thyroxin (T4), die an fast allen wichtigen Funktionen im Körper beteiligt sind: Stoffwechsel, Herz und Kreislauf, Magen und Darm, Nerven und Muskeln. Die Schilddrüse ist sozusagen unser Gaspedal im Körper. Zu viel Gas bedeutet, der Körper läuft auf Hochtouren, der »Motor« ist überlastet und läuft heiß. Zu wenig Gas bedeutet, der Körper läuft untertourig, der »Motor« ruckelt und läuft nicht rund. Hier gehen uns Antrieb, Energie und Lebensfreude verloren.

Durch die anhaltende Zerstörung des Schilddrüsengewebes gelangen immer wieder Gewebsreste mit enthaltenen Hormonen ins Blut, sodass kurzfristig Symptome einer Schilddrüsenüberfunktion auftreten können. Später erschwert dies die richtige Einstellung mit Schilddrüsenhormonen. Oftmals bleibt die Erkrankung viele Jahre unentdeckt. Die Symptome sind vielfältig und auch der Verlauf ist individuell unterschiedlich.

Welche Symptome können auftreten?

Die durch die Schilddrüsenunterfunktion verursachten Beschwerden sind vielfältig und zum Teil diffus, was manchmal zu Folge hat, dass sie auf andere Ursachen zurückgeführt werden und die Krankheit als solche nicht erkannt wird. Hashimoto-Thyreoiditis kann sich durch folgende Symptome bemerkbar machen:

- Müdigkeit, allgemeine körperliche Erschöpfung, geringe Belastbarkeit
- Konzentrationsschwäche, Gedächtnisschwäche, Wortfindungsstörungen
- hoher Blutdruck mit Puls unter 70
- Herzstolpern, Herzrasen
- Angst- und Panikattacken, Gereiztheit, depressive Verstimmungen
- trockene, struppige und glanzlose Haare
- Haarausfall
- teigige, trockene Haut (Myxödem)
- Verstopfung, Blähungen
- Frieren
- Gewichtszunahme, selten Gewichtsabnahme
- Zyklusstörung bei der Frau, unerfüllter Kinderwunsch, Neigung zu Fehlgeburten
- Abnahme des sexuellen Verlangens
- nächtliches Kribbeln und Einschlafen von Händen und Unterarmen (Karpaltunnelsyndrom)
- nachlassendes Hörvermögen, Ohrgeräusche
- nächtliches Schwitzen

- Nackenverspannung, Nackenschmerzen
- brüchige Fingernägel
- Lidrandentzündung, Lidödem
- geschwollene Nasenschleimhaut

Sicher kennen Sie als Hashimoto-Betroffene einige dieser unangenehmen Begleiterscheinungen. Und vielleicht leiden Sie sogar noch an weiteren Beschwerden. Wie kann das sein? Die fehlgeleitete Aktivität Ihres Immunsystems kann, unabhängig von der Schilddrüsenfunktion, zusätzliche Symptome verursachen. Zu diesen gehören:

- Gelenkschmerzen
- Muskelschmerzen und Verhärtung von Sehnen und Muskeln
- Hautveränderungen wie z. B. Nesselsucht (Urtikaria), Gesichtsrötung (Rosazea)
- Trockenheit der Schleimhäute (Sicca-Syndrom)
- Schwindel, unsicherer Gang, neurologische Symptome (Neuritiden)
- selten epileptische Anfälle, Halluzinationen (Hashimoto-Enzephalopathie)
- Übelkeit und Magen-Darm-Probleme
- hormonbedingte Augenhöhlenerkrankung (endokrine Orbitopathie)
- Fieber, grippeähnliche Symptome
- Lymphknotenschwellung
- erhöhte Leberwerte
- stecknadelkopfgroße weiße Flecken auf den Unterarmen

Wie wird Hashimoto diagnostiziert?

Wenn Ihre zahlreichen Symptome auf eine Hashimoto-Erkrankung hinweisen, wird Ihnen Ihre Ärztin oder Ihr Arzt eine Blutprobe entnehmen, um die Schilddrüsenwerte und die Antikörper zu überprüfen. Es ist wichtig, dass sie bzw. er nicht nur den Laborwert des schilddrüsenstimulierenden Hormons TSH (Thyreoidea stimulierendes Hormon) bestimmt, sondern auch alle freien Werte. Die freien Werte fT3 (freies Trijodthyronin) und fT4 (freies Levothyroxin) geben Aufschluss über die derzeitige Stoffwechsellage in Ihrem Körper. Sie zeigen die im Blut für den Körper frei verwendbaren Mengen an Schilddrüsenhormonen an, wobei T3 das wirksamere der beiden Schilddrüsenhormone ist. T4 dient als Vorstufe und wird je nach Bedarf in Schilddrüse, Leber und Darm in T3 umgewandelt. Deshalb zirkuliert im Blut ungefähr dreimal so viel T4 wie T3. Der TSH allein ist für die gesamte Stoffwechsellage nicht aussagekräftig. Er gibt lediglich darüber Aufschluss, inwiefern die Schilddrüse von der Hirnanhangsdrüse angetrieben werden muss, um die Hormonproduktion anzukurbeln oder zu drosseln. Ist die Diagnose anhand des Blutbildes nicht eindeutig, kann sie mit einer Ultraschalluntersuchung bestätigt werden. Im Ultraschallbild sind

Die wichtigsten Laborwerte im Überblick

TSH:	Normwerte 0,3–2,5 mU/l
fT3:	Normwerte 3,0–4,5 pg/ml oder 5,4–12,3 pmol/l
fT4:	Normwerte 0,8–1,8 ng/dl oder 10–23 pmol/l
rT3:	Normwerte 90–360 pg/ml
TPO-AK:	Normwerte < 35 U/ml
TG-AK:	Normwerte < 100 U/ml
TRAK:	Normwerte < 1,8 IU/l

Ist einer der drei Schilddrüsen-Antikörper TPO-AK (Thyreoperoxidase-Antikörper), TG-AK (Thyreoglobulin-Antikörper) und TRAK (TSH-Rezeptor-Antikörper) erhöht, liegt eine Hashimoto-Thyreoiditis vor.

Größe und Struktur sowie die (beginnende) Zerstörung der Schilddrüse gut erkennbar.

Mit Hilfe einer Szintigrafie lässt sich der Funktionszustand der Schilddrüse bildlich darstellen. Bei dieser nuklearmedizinischen Untersuchung macht ein Kontrastmittel überaktives und wenig bis gar nicht aktives Schilddrüsengewebe, in der Fachsprache »heiße« und »kalte Schilddrüsenknoten« genannt, sichtbar.

Wenn Ihr Arzt nun Hashimoto bei Ihnen diagnostiziert hat, stecken Sie nicht den Kopf in den Sand, Sie sind der Erkrankung nicht hilflos ausgeliefert. Setzen Sie sich mit ihr auseinander, informieren Sie sich. Hashimoto ist nicht heilbar, es ist jedoch möglich, die Autoimmunerkrankung zum Stillstand zu bringen. Sie können symptomfrei leben und Ihre Schilddrüse ist in der Lage, sich teilweise zu regenerieren. Vielleicht können Sie sogar Ihre Schilddrüsenmedikamente, die Ihnen der Arzt verschreiben wird, reduzieren oder auch völlig absetzen. Hierfür müssen Sie jedoch selbst aktiv werden.

Was Sie tun können

Die Hormontherapie ist nicht das Einzige, was Ihrem Körper hilft, wieder in Balance zu kommen. Übernehmen Sie die Verantwortung für Ihre Gesundheit, versuchen Sie herauszufinden, welche Faktoren bei Ihnen zu Hashimoto geführt haben. Wenn Sie die Ursachen gefunden haben und diese beseitigen können, haben Sie gute Aussichten auf ein beschwerdefreies Leben.

Neben der Reduzierung von Stress jeglicher Art und ausreichend Schlaf spielt zweifelsohne die Ernährung eine große Rolle. Was hat die Ernährung mit unserer Schilddrüse zu tun? In unserer heutigen schnelllebigen Zeit greifen wir gern zu Fertigprodukten jeglicher Art. Nicht selten schieben wir uns im Sprint zwischen Terminen schnell einen ungesunden Snack in den Mund. Industriell verarbeitete Lebensmittel enthalten jedoch häufig zu viele Kohlenhydrate, Zucker, schädliche Transfette und eine Vielzahl an Zusatzstoffen. Die Folgen sind Nährstoffmangel, Darmprobleme und die Entstehung von Entzündungen im Körper. Behalten wir diesen Lebensstil dauerhaft bei, sind Erkrankungen wie Diabetes, Herz-Kreislauf-Erkrankungen und im schlimmsten Falle Autoimmunerkrankungen, wie in unserem Fall Hashimoto, vorprogrammiert.

Da Sie dieses Buch in Händen halten, haben Sie sich vermutlich schon mit Ihrer Ernährung auseinandergesetzt. Ich möchte Sie unterstützen, die für Sie passende immunstärkende, entzündungshemmende Ernährung zu finden, und freue mich, Sie auf diesem Weg begleiten zu dürfen.

Tipps für den Arztbesuch

- Notieren Sie sich Ihre Fragen für den nächsten Besuch.
- Bestehen Sie bei Kontrolluntersuchungen der Schilddrüsenwerte immer darauf, dass die freien Werte mitbestimmt werden (keine Einnahme der Hormone vor der Blutabnahme).
- Lassen Sie sich immer Kopien Ihrer Laborwerte aushändigen und heften Sie diese sorgsam mit einer kleinen Notiz zu Ihrem Befinden ab. So behalten Sie einen besseren Überblick über den Verlauf Ihrer Erkrankung.

Ernährung fürs Immunsystem – die Basics

Egal, welcher Art Ihre Beschwerden sind: Es gibt bei Hashimoto einige Ernährungsrichtlinien, an denen Sie sich orientieren können. Sie sind die Basis für Ihr individuelles Ernährungsprogramm.

Mit der Diagnose Hashimoto-Thyreoiditis kommt meist früher oder später die Frage auf, ob man, neben der Einnahme der Schilddrüsenhormone (L-Thyroxin), selbst aktiv zu einer Besserung des Befindens beitragen kann, etwa durch eine Ernährungsumstellung. Denn eine große Rolle bei dieser Erkrankung spielt sicherlich unser Darm. Was stellt ein Lebensmittel in unserem Körper an, wenn wir es zu uns nehmen? Wie sehr können wir unser Befinden mit Ernährung beeinflussen? Was können wir tun, um wieder fit und leistungsfähig zu werden?

Rund um Hashimoto werden verschiedene Ernährungsformen empfohlen, beispielsweise die Paleo-Diät (Steinzeitdiät), Low Carb oder auch die vegane Ernährung. Diese Ernährungsformen enthalten viele sinnvolle Grundlagen, die zu einer Besserung der Beschwerden führen können. Dennoch sollten wir nicht vergessen: Die richtige Ernährung bei Hashimoto ist, wie die Erkrankung selbst, immer individuell unterschiedlich und nicht zu pauschalisieren.

Die Qualität der Ernährung hat einen großen Einfluss auf die Autoimmunerkrankung und beeinflusst das Wohlbefinden sowohl positiv als auch negativ. Was bei den einen gut funktioniert, ruft bei anderen starke Reaktionen hervor. Meine Empfehlung ist daher, flexibel zu bleiben und keinen starren Ernährungsformen zu folgen. Finden Sie heraus, welche Nahrungsmittel Ihrer Gesundheit auf Dauer schaden und mit welchen Lebensmitteln Sie sich wohlfühlen.

Ernährung – ganz individuell

In den folgenden Kapiteln stelle ich Ihnen mein Ernährungsprogramm nach verschiedenen Schwerpunkten geordnet vor. So können Sie gezielt einige der Probleme angehen, die bei Ihnen im Zusammenhang mit Hashimoto auftreten.

Die »Ernährungsbasics« sind allgemein gehaltene Empfehlungen für alle Hashimoto-Betroffenen. Haben Sie nur wenige

Symptome, können Sie sich mit den hier empfohlenen Lebensmitteln gesund ernähren und rundum wohlfühlen.

Haben Sie Beschwerden, die vorwiegend auf den Darm zurückzuführen sind, ist es ratsam, wenn Sie sich in erster Linie um Ihren Verdauungsapparat kümmern und versuchen, die Empfehlungen im Kapitel »Gesundheit beginnt im Darm« (Seite 34) umzusetzen. Diese weichen leicht von den Ernährungsbasics ab. Zudem erhalten Sie Tipps zur Stärkung Ihrer Darmflora.

Möchten Sie v. a. Ihre Leber entlasten, erhalten Sie Ernährungstipps und weitere Detox-Maßnahmen im Kapitel »Die Leber entgiften« (Seite 42), um Ihr wichtigstes Entgiftungsorgan bei der Arbeit zu unterstützen.

Sie möchten vor allem Ihr Gewicht reduzieren? Dann ist das Kapitel »Abnehmen mit Hashimoto« (Seite 52) mit besonderen Ernährungsempfehlungen das Richtige für Sie.

Wenn die vorherigen Empfehlungen nicht den gewünschten Erfolg gebracht haben oder Sie direkt rasche Besserung erzielen möchten, entscheiden Sie sich für das Reset-Programm (Seite 62). Diese strenge Eliminationsdiät schließt alle potenziell schädlichen Lebensmittel für Ihren Darm aus. In diesem Kapitel erfahren Sie auch, wie Sie Lebensmittel wieder in Ihren Speiseplan integrieren, auf die Sie zuvor verzichtet haben (Seite 68).

Welche Nahrungsmittel können Probleme verursachen?

Zunächst ist es wichtig für Sie zu wissen, welche Lebensmittel oder Inhaltsstoffe bei Hashimoto zu Problemen führen können. Dies heißt nun nicht, dass Sie alle hier aufgelisteten Lebensmittel strikt und dauerhaft meiden müssen. Finden Sie heraus, was Ihnen gut bekommt, was weniger. Dafür empfehle ich Ihnen, auf kritische Inhaltsstoffe zu verzichten und zu beobachten, wie sich der Verzicht auf Ihr Befinden auswirkt.

Gluten

Viele Hashimoto-Betroffene leiden unter einer Glutenunverträglichkeit. Gluten ist ein Proteingemisch aus Gliadin und Glutenin. Das Klebereiweiß ist Bestandteil von Getreidesorten wie Weizen, Roggen, Gerste, Dinkel, Kamut, Emmer und Einkorn. Bei regelmäßigem Verzehr kann Gluten die Darmbarriere zerstören und sogar zu starken Entzündungsprozessen im Darm führen. Gelangt Gluten aufgrund einer durchlässigen Darmwand (Seite 36) in den Blutkreislauf, gerät unser Immunsystem in Alarmbereitschaft und schüttet Antikörper aus. Hier beginnt das Problem! Denn unser

Schilddrüsengewebe und das Protein Gliadin ähneln sich in ihrer molekularen Zusammensetzung. Infolgedessen greift das Immunsystem die Schilddrüse an und versetzt das Gewebe in einen Entzündungszustand, wodurch es allmählich zerstört wird. Die Schilddrüsenfunktion wird eingeschränkt. Der Verzicht auf Gluten reduziert die Aktivität des Immunsystems und lindert vielerlei Symptome bei Hashimoto, wie Müdigkeit, Kopfschmerzen, Depressionen, Gelenkschmerzen oder Wassereinlagerungen.

Nicht selten wird im Zusammenhang mit Hashimoto auch eine Zöliakie festgestellt. Die Zöliakie ist eine Autoimmunerkrankung des Dünndarms, die auf eine lebenslange Unverträglichkeit gegenüber Gluten zurückzuführen ist. Hier muss das Klebereiweiß ein Leben lang vermieden werden. Bei einer Glutensensitivität bzw. -unverträglichkeit hingegen ist es möglich, sobald der Darm völlig ausgeheilt ist, kleinste Mengen Getreide in größeren Abständen zu verzehren. Jedoch würde ich Ihnen bei Hashimoto generell davon abraten, um ein Wiederaufflammen der Erkrankung zu vermeiden.

Worin ist Gluten enthalten?

Gluten finden wir in Weizen, Roggen, Gerste, Grünkern, Dinkel, Kamut, Einkorn, Triticale, Emmer (und allen daraus hergestellten Lebensmitteln), Couscous, Bulgur, Seitan, Käseimitaten, Bierhefe, Backferment, Hefeextrakt, Weizeneiweiß, Weizenkleber, Gerstenmalz, Malzgetränken, Getreidekaffee.

Hier kann sich Gluten verstecken

In Nahrungsmitteln: Kontaminierter Hafer, Pommes frites, Kroketten, Kartoffelpüree-Pulver, Wurst- und Fleischwaren, Eis, Nuss-Nougat-Cremes, Schokolade, Marzipan, Fruchtgummi, Chips, Flips, gewürzte Nüsse, Bonbons, Ketchup, Senf, Mayonnaise, Fertigsoßen, Gewürzzubereitungen, Gemüsebrühe, Backpulver, Fertiggerichte, fettreduzierte Produkte, Pudding, Sojasoße, Milchshakes, Milchreis, Fruchtjoghurt, Schmelzkäse, Frischkäsezubereitungen, Backkäse, Kaugummi, Kakao, Tiefkühlgemüse, mariniertes Gemüse, Fertigsalate, Essig, Salat-Dressings, aromatisierte Teesorten, Rührei/Omelette, chinesisches Essen, Stabilisatoren, Bindemittel, Farbstoffe, Stärke.

In Kosmetikprodukten: Triticum vulgare, AMP-isostearol hydrolyzed Wheat Protein, Wheat, Triticum aestivum, Triticum durum, Triticum spelta, Hordeum vulgare, Hordeum districhon, Barley, Secale cereale, Rye, Avena sativa, Avena strigosa, Oats.

Um sicherzugehen, lesen Sie die Zutatenliste eines industriell hergestellten Lebensmittels immer sorgfältig durch! Wenn Sie außer Haus essen, fragen Sie jeweils nach den im Gericht enthaltenen Allergenen.

Milchprodukte

Bei glutensensitiven Menschen liegt in 70 Prozent der Fälle eine gleichzeitige Milcheiweißunverträglichkeit vor. Die Struktur des Milchproteins Casein ähnelt zu einem Teil jener von Gluten. Zudem kann Casein Entzündungen der Darmschleimhaut verursachen. Sollten Sie bereits auf Gluten verzichten und noch immer von Symptomen geplagt sein, streichen Sie testweise auch jegliche Art von Milchprodukten (auch die von Schaf oder Ziege). Auf Seite 68 erfahren Sie, wie Sie am besten weiter vorgehen. Wenn sich Ihre Symptome bessern (z. B. Unreinheiten im Gesicht verschwinden), sollten Sie Milchprodukte weiterhin, am besten dauerhaft, meiden.

Milch lässt sich wunderbar durch folgende Alternativen ersetzen: Kokosmilch, Kokosjoghurt, Reisdrink, Mandeldrink, Mandeljoghurt, Hanfdrink. Haben Sie schon einmal die leckere Buchweizen-Kokos-Bowl (Seite 21) mit Kokosjoghurt ausprobiert?

Wichtig zu wissen Milchprodukte können die Hormonproduktion blockieren. Deshalb sollten Sie vor dem Verzehr von Milchprodukten einen Mindestabstand von zwei Stunden nach Einnahme der Schilddrüsenhormone einhalten.

Zucker

Es ist mittlerweile allgemein bekannt, dass Zucker eine Reihe der heutigen Zivilisationskrankheiten mit verursacht. Er begünstigt Entzündungen, zerstört die Darmflora und fördert das Wachstum von Pilzen. Versuchen Sie, raffinierten Zucker auf ein Minimum zu reduzieren und durch gesündere Alternativen zu ersetzen. Die Vermeidung von Blutzuckerspitzen und die Stabilisierung des Insulinspiegels wirken sich positiv auf den Autoimmunprozess aus. Die Nebennieren werden geschont, die unter Hashimoto überdies schon gestresst sind. Sie werden anhand der Rezepte in diesem Buch feststellen, dass der Verzicht auf Zucker gar nicht so schwer ist.

Achten Sie auf versteckte Zuckerarten! Viele industriell hergestellten Lebensmittel enthalten Zuckerzusätze, wo wir sie nicht vermuten. Folgende Bezeichnungen weisen auf Zucker hin: Agavendicksaft, Apfeldicksaft, Dextrin, Dextrose, Raffinose, Fruchtdicksaft, (Oligo-)Fruktose, Glukose-, Fruktosesirup, Gerstenmalz(-extrakt), Glukose, Glukosesirup, Invertzuckersirup, Maltose, Maltodextrin, Malz, Malzsirup, Maissirup, Melasse, modifizierte Stärke, (Roh-)Rohrzucker, brauner Zucker, Rübenkraut, Saccharose, Laktose, Süßmolkenpulver, Milchzucker, Traubenzucker, Vollrohrzucker, Weizendextrin, Zuckerlikör, Zuckerrübenkraut, Zuckerrübensaft, Zuckerrübensirup.

Gesündere Alternativen zum Süßen (trotzdem sparsam verwenden): Dattelsirup, Kokosblütenzucker, Kokosblütensirup, Naturreissirup, Stevia, Yaconsirup (Yacon ist eine Pflanze aus Südamerika), Ahornsirup, Honig.

Soja

Soja enthält Isoflavone (hormonaktive Stoffe), die die Schilddrüsenhormone nachweis-

Grenzfall glutenfreie Haferflocken

Hafer weist eine gewisse Ähnlichkeit mit anderen glutenhaltigen Getreiden auf. Das in ihm enthaltene Avenin, welches Reaktionen hervorrufen kann, ist jedoch deutlich geringer konzentriert als in Getreidesorten wie Weizen oder Roggen. Hier gilt es auszutesten, inwiefern Sie Hafer vertragen.
Ganz wichtig: Verwenden Sie nur glutenfreie Haferflocken mit dem Symbol der durchgestrichenen Ähre! Nur diese Produkte sind sicher und nicht kontaminiert. »Normaler« Hafer wird auf Feldern angebaut, auf denen oft vorher glutenhaltige Getreide wie z. B. Weizen wuchsen. Das heißt, er ist immer mit Spuren von glutenhaltigem Getreide kontaminiert!

lich blockieren, indem sie die Aufnahme von Jod verhindern (siehe auch Goitrogene). Bei Hashimoto wäre es also ratsam, auf den Verzehr von Sojaprodukten zu verzichten oder ihn zumindest stark einzuschränken.

Soja versteckt sich außerdem in: Bohnensprossen, Edamamen, Miso, Mono- und Diglyceriden, Mononatriumglutamat, Schokolade (Sojalecithin), Tempeh, Teriyakisoße.

Goitrogene

Es gibt Nahrungsmittel, die sogenannte goitrogene bzw. strumigene Substanzen enthalten, welche die Bildung eines Kropfes fördern, indem sie (wie Isoflavone) das notwendige Jod daran hindern, wirksam zu werden. Zu diesen Nahrungsmitteln zählen z. B. alle Kohlsorten, außerdem auch Senf, Rettich, Hirse und Brunnenkresse. Gegen den Verzehr in überschaubaren Mengen ist nichts einzuwenden. Sie sollten jedoch darauf achten, das Gemüse gegart und nicht roh zu verspeisen. Durch den Kochvorgang werden die Goitrogene reduziert.

Lektine in Nachtschattengewächsen

Größere Probleme können auch Nachtschattengewächse bereiten. Sie enthalten Lektine und Alkaloide (z. B. Solanin). Beide Giftstoffe können Entzündungsreaktionen auslösen, die die Darmschleimhaut schädigen und die Verdauung sowie die Aufnahme von Nährstoffen erschweren. Besonders Menschen mit einem durchlässigen Darm (Seite 36) und Autoimmunerkrankungen reagieren mit starken körperlichen Reaktionen wie z. B. Kopfschmerzen und Magenbeschwerden auf diese Stoffe. Lektine sind recht widerstandsfähig, auch Hitze zerstört sie nicht immer vollständig. Lediglich das sorgfältige Einweichen über längere Zeit sowie das Fermentieren macht sie weitestgehend unschädlich beim Verzehr.

Zu den Nachtschattengewächsen gehören: Kartoffeln (keine Süßkartoffeln), Tomaten, Auberginen, Paprika, Chilis, Heidelbeeren, Goji-Beeren. Lektine finden sich außerdem in Getreide, Milch, Hülsenfrüchten, Soja, Erdnüssen und Cashewkernen.

Jod

Hier streiten sich die Experten. Die Zufuhr von Jod kann einerseits die Autoimmunreaktion anheizen. Durch die Entzündung ist die Schilddrüse wiederum gar nicht mehr in der Lage, Jod aufzunehmen. Eine vermehrte Jodzufuhr durch die Nahrung oder Ergänzungsmittel führt dann zu noch mehr Entzündungen. Ein Teufelskreis!

Nicht selten leiden Hashimoto-Betroffene tatsächlich an einem Jodmangel. Hier sollten Sie herausfinden, inwieweit Jod aus der Nahrung für Sie verträglich ist.

Zu den jodhaltigen Lebensmitteln gehören: Meersalz, Algen, besonders Spirulina-Algen, Kabeljau, Schellfisch, Scholle, Garnelen, Miesmuscheln, Hummer, Seelachs, Makrele.

Jodräuber sind: Sojabohnen, Kohlgewächse, Süßkartoffeln. Sie binden das Jod aus der Nahrung, sodass der Körper weniger von diesem wertvollen Spurenelement zur Verfügung hat. Übrigens: Auch Fluoride (z. B. in Zahnpasta enthalten) blockieren die Aufnahme von Jod.

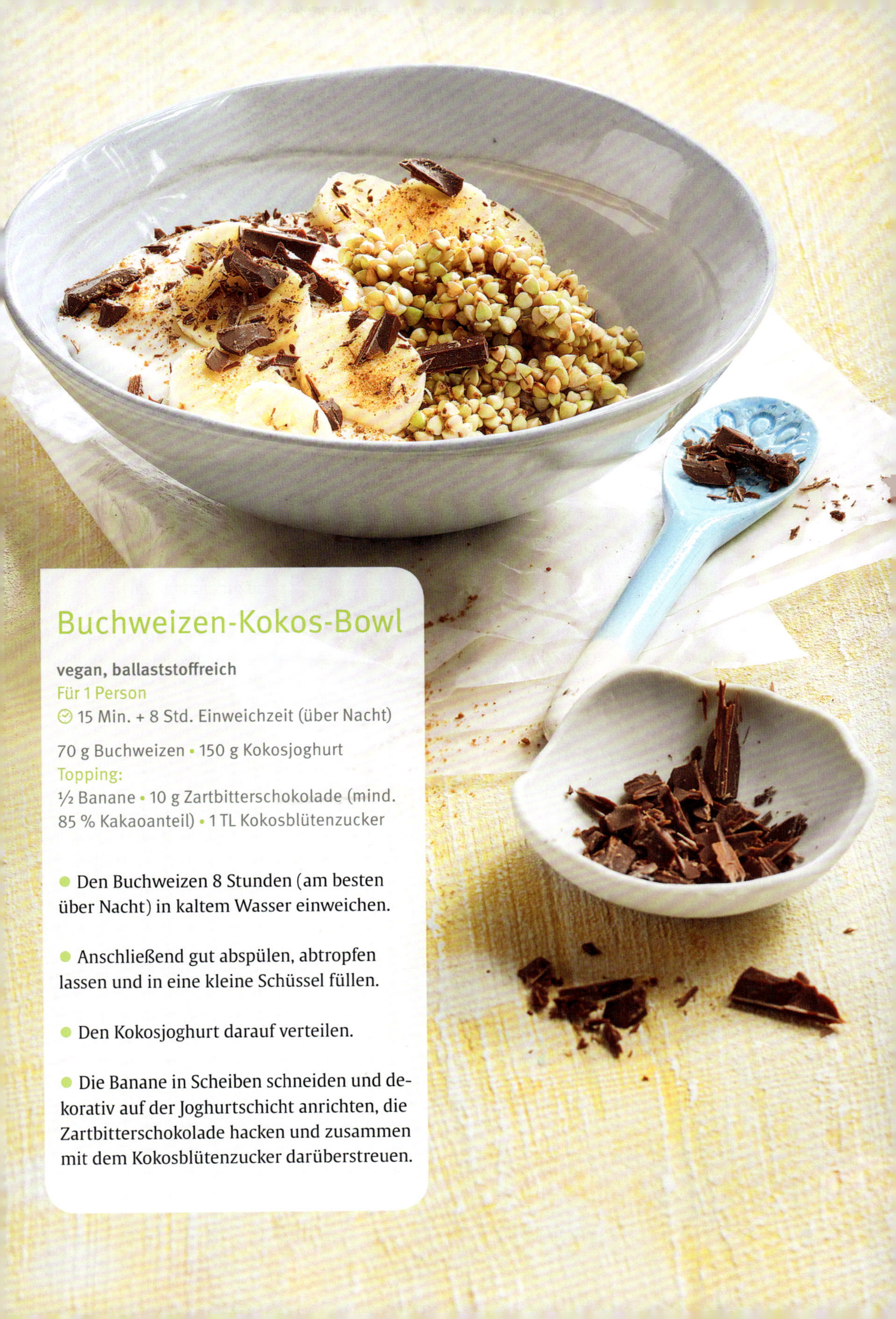

Buchweizen-Kokos-Bowl

vegan, ballaststoffreich

Für 1 Person

15 Min. + 8 Std. Einweichzeit (über Nacht)

70 g Buchweizen • 150 g Kokosjoghurt

Topping:

½ Banane • 10 g Zartbitterschokolade (mind. 85 % Kakaoanteil) • 1 TL Kokosblütenzucker

- Den Buchweizen 8 Stunden (am besten über Nacht) in kaltem Wasser einweichen.
- Anschließend gut abspülen, abtropfen lassen und in eine kleine Schüssel füllen.
- Den Kokosjoghurt darauf verteilen.
- Die Banane in Scheiben schneiden und dekorativ auf der Joghurtschicht anrichten, die Zartbitterschokolade hacken und zusammen mit dem Kokosblütenzucker darüberstreuen.

Müssen Sie nun auf all diese Nahrungsmittel verzichten?

Zugegeben, es sind schon ganz schön viele Lebensmittel, die es vom Speiseplan zu streichen gilt. Was bleibt denn da überhaupt noch übrig?

Zunächst einmal kann ich Sie beruhigen: Auch wenn Sie auf die genannten Lebensmittel vorerst verzichten, werden Sie an Lebensqualität dazugewinnen. Die Rezepte im hinteren Teil dieses Buches werden Sie überzeugen. Sie werden gesund essen, aber nicht weniger genussvoll. Mit einer für Sie verträglichen Ernährung werden Sie schon nach kurzer Zeit fitter sein und weniger unter Beschwerden leiden.

Entscheiden Sie sich für eine ausgewogene Ernährung mit unverarbeiteten, hochwertigen Lebensmitteln ohne ungesunde Zusätze. So entkommen Sie auch den versteckten Fallen hinsichtlich Gluten oder Zuckerzusätzen. Über die Lebensmittel, die Sie bedenkenlos essen dürfen, nehmen Sie eine Vielfalt an Vitaminen und Mineralstoffen auf. Nähren Sie Ihren Körper mit dem, was er benötigt, um heilen zu können.

Makronährstoffe – die gesunde Mischung macht's

Eine gesunde Ernährung enthält eine ausgewogene Mischung aus Kohlenhydraten, Proteinen und Fetten. Dies sind die sogenannten Makronährstoffe. Sie versorgen unseren Körper mit Bausteinen, die wir für sämtliche Körperfunktionen und den Stoffwechsel benötigen. Wir müssen diese Makronährstoffe in ausreichender Form zu uns nehmen, um gesund zu bleiben.

Kohlenhydrate

Kohlenhydrate werden aktuell gerne schlecht gemacht – zu Unrecht! Denn Kohlenhydrate versorgen uns mit schneller Energie. Unser Gehirn und unsere Muskeln nutzen Glukose aus Kohlenhydraten als bevorzugte Energiequelle. Auch unsere Schilddrüse benötigt eine gewisse Menge an Glukose, um das Schilddrüsenhormon T4 in das stoffwechselwirksame T3 umzuwandeln. Bei strengen Low-Carb-Diäten kann dieser Vorgang gestört sein. Dadurch kommt es zu einer Verschlechterung der Schilddrüsenfunktion und einer Herabsetzung des Stoffwechsels. Fühlen Sie sich mit wenigen Kohlenhydraten dauermüde, gestresst und unruhig, benötigen Sie mehr von diesem »Treibstoff«.

Die Grenze für die Mindestmenge an Kohlenhydraten ist bei jedem unterschiedlich. Ein Zuviel sollten Sie jedoch ebenso vermeiden, um die Umwandlung in ungeliebte Speckröllchen zu verhindern. Hier hilft nur Austesten, um herauszufinden, womit Sie persönlich sich wohl fühlen.

Essen Sie bevorzugt langkettige Kohlenhydrate

Wichtig ist die Stabilisierung des Insulinspiegels. Dies erreichen Sie, indem Sie auf schnelle Kohlenhydrate in Form von Weißmehl, Nudeln, Brot und Zucker verzichten. Nehmen Sie bevorzugt langkettige Kohlenhydrate zu sich, die langsamer vom Körper zerlegt werden und z. B. in Süßkartoffeln, Kartoffeln, Vollkornreis, glutenfreien Haferflocken, Buchweizen, Quinoa und fruktosearmem Obst zu finden sind. Gemüse sollte in Ihrem Speiseplan den größten Anteil der zugeführten Kohlenhydraten ausmachen.

DIESE ZUTATEN SOLLTEN SIE WAHLWEISE IMMER IM HAUS HABEN

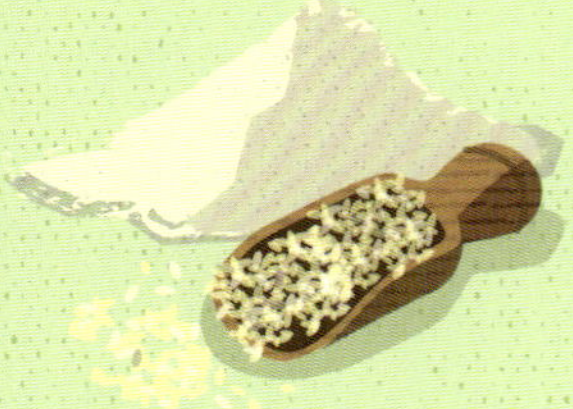

Getreide/Mehl

- Mandelmehl/gemahlene Mandeln
- Reismehl
- Buchweizenmehl
- Leinsamenmehl
- Kokosmehl
- Reis (auch gepufft oder als Flocken)
- Quinoa (auch gepufft oder als Flocken)
- Hirseflocken
- Nudeln aus Buchweizen oder Reis
- veganes Proteinpulver

Nüsse und Samen

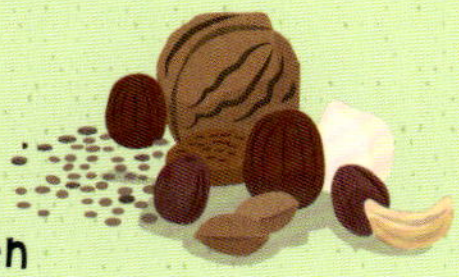

- Mandeln
- Leinsamen
- Chiasamen
- Kokosflocken
- Kakaonibs
- Nüsse (Cashewkerne,
- Haselnüsse, Walnüsse)
- Mandelmus, Cashewmus, Erdnussbutter

Süßungsmittel

- Reissirup
- Yacon-Sirup
- Kokosblütenzucker
- Dattelsirup
- Stevia
- Honig
- Ahornsirup

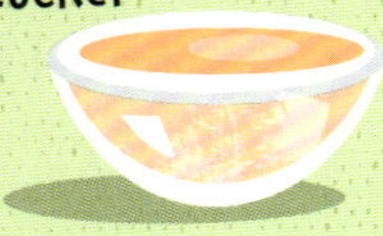

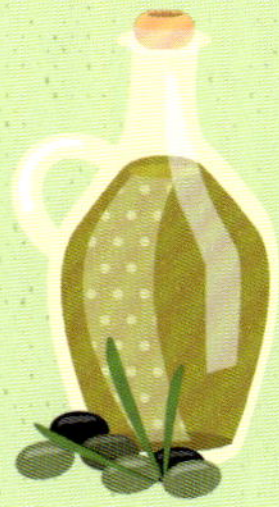

Fette und Öle

- kalt gepresste Öle »extra vergine« (z. B. Olivenöl)
- Kokosöl
- Ghee

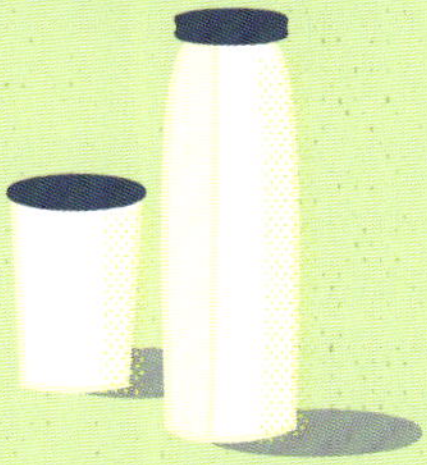

Milchalternativen

- Reisdrink
- Mandeldrink
- Kokosmilch

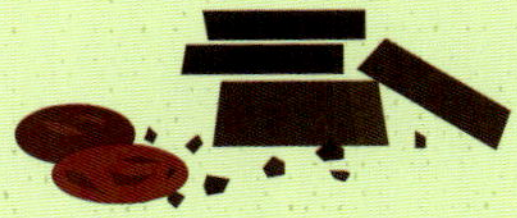

Backzutaten

- Natron, Weinsteinbackpulver
- Rohkakaopulver (ohne Zuckerzusatz)
- Zartbitterschokolade (ab 70 % Kakaogehalt)
- Datteln

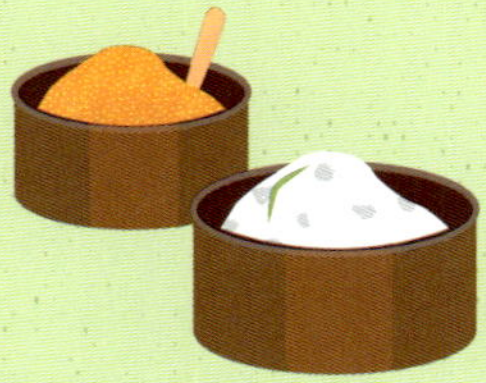

Würzmittel

- reines Meersalz, reine Gewürze und glutenfreie Gewürzmischungen
- Vanille (gemahlen oder als Paste)
- Ingwer, Kurkuma, Knoblauch, Zwiebeln (jeweils frisch)
- Coconut Aminos (sojafreie Würzsoße)
- Gemüsebrühe (in Bioqualität)
- Knochenbrühe
- Apfelessig (naturtrüb)
- Zitronensaft

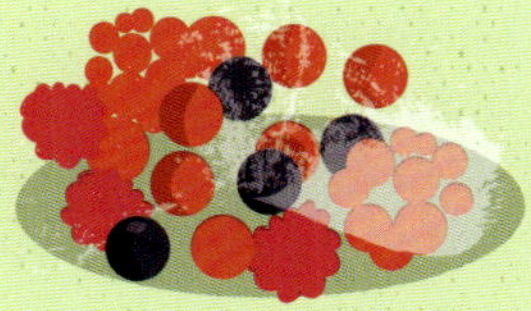

Tiefkühlvorrat

- Beeren (Heidelbeeren, Erdbeeren, Himbeeren, Brombeeren)
- Gemüse (z. B. Spinat oder Brokkoli, ohne Zusatz von Zucker, Fett und Zusatzstoffen)
- Kräuter
- Fischfilet natur, Garnelen (in Bioqualität)

Protein

Protein ist der für uns wichtigste Makronährstoff. Jede einzelne Körperzelle benötigt Proteine (Eiweiße), um richtig funktionieren zu können. Jedes Proteinmolekül setzt sich aus verschiedenen Bausteinen, den Aminosäuren, zusammen; von den 20 Aminosäuren, die er benötigt, kann unser Körper 13 selbst herstellen. Diese werden als nicht essenzielle Aminosäuren bezeichnet. Die restlichen 9 lebensnotwendigen (essenziellen) Aminosäuren müssen wir mit der Nahrung aufnehmen.

Aminosäuren sind bedeutsam für den Aufbau, die Instandhaltung und Reparatur von Zellen und unterstützen gleichzeitig wichtige Stoffwechselfunktionen in unserem Körper. Kommt es zu Defiziten, können Hormone, Enzyme und Neurotransmitter nicht mehr ausreichend hergestellt werden. Davon kann z. B. auch die Schilddrüsenfunktion betroffen sein. Unser Körper versucht dann, eine ausreichende Proteinversorgung aufrechtzuerhalten, indem er z. B. die in die Muskeln eingebauten Proteine herauslöst, zu Aminosäuren aufspaltet und an der benötigten Stelle einsetzt. Durch den Autoimmunprozess hat unser Körper allerhand zu reparieren. Führen wir nicht genügend Aminosäuren über die Nahrung zu, verringert sich nach und nach die Muskulatur. Das können wir verhindern, indem wir ausreichend Protein zu uns nehmen.

Welche Proteine sind am besten für uns?
Mageres Fleisch, Geflügel, Eier und Fisch dürfen täglich auf dem Speiseplan stehen. Auch pflanzliche Proteine liefern wertvolle Aminosäuren. Bei Verzicht auf tierische Proteinquellen ist es wichtig, verschiedene pflanzliche Eiweißquellen zu kombinieren, um vollständig mit allen Aminosäuren versorgt zu werden. Ebenso bieten Proteinpulver für Vegetarier eine gute Alternative.

Idealerweise sollten Proteine 30 Prozent Ihrer gesamten Kalorienaufnahme ausmachen. Je nach körperlicher Aktivität sollten Sie 1,2 g bis 1,8 g (bei viel Bewegung) pro kg Körpergewicht und Tag zu sich nehmen.

Fette

Gesunde Fette sollten Sie täglich zu sich nehmen, um einen geregelten Energie- und Hormonhaushalt zu gewährleisten und die Aufnahme fettlöslicher Vitamine (A, D, E und K) zu ermöglichen. Doch welche Fette gelten als gesund? Mehrfach ungesättigte Fettsäuren tragen zur Reduzierung des schlechten LDL-Cholesterins bei. Omega-3-Fettsäuren wiederum lindern Entzündungen und stärken das Immunsystem. Diese gesunden Fette finden Sie z. B. in Olivenöl, Avocado, Kokosöl, fettem Seefisch wie z. B. Lachs, Eiern, Nüssen und Samen.

Meiden Sie ungesunde Transfette aus industriell verarbeiteten Lebensmitteln und zu viele tierische gesättigte Fette. Diese erhöhen den Cholesterinspiegel und erhöhen das Risiko für Herz-Kreislauf-Erkrankungen.

Ballaststoffe

Ballaststoffe zählen nicht zu den Makronährstoffen, dürfen im Rahmen einer gesunden Ernährung aber nicht fehlen. Ballaststoffe wirken sich positiv auf die Verdauung aus, senken das Risiko für Darmerkrankungen, Herzinfarkt, Diabetes und Arteriosklerose. Sie sorgen dafür, dass der Blutzuckerspiegel nach dem Essen nur langsam ansteigt, und binden überschüssiges Cholesterin an sich.

Durch ihre enorme Quellfähigkeit nimmt das Stuhlvolumen zu. Der Darm wird sanft gereinigt, gleichzeitig wird die Verdauung angeregt. Ballaststoffe werden erst im Dickdarm zersetzt. Hierfür benötigen wir viele nützliche Darmbakterien. Durch den regelmäßigen Verzehr von Ballaststoffen fördern wir also auch das Wachstum einer gesunden Darmflora. Diese spielt eine enorme Rolle für unsere Gesundheit.

Wo finden sich viele Ballaststoffe?
Ballaststoffe kommen fast ausschließlich in pflanzlichen Lebensmitteln vor, insbesondere in Brokkoli, Blumenkohl, Weißkohl, Möhren, Kartoffeln, Fenchel, Nüssen, Samen (besonders Leinsamen und Flohsamenschalen), Hülsenfrüchten, Äpfeln, Birnen, Beeren, Zitrusfrüchten, Kokosmehl, Baobab und Trockenfrüchten.

Täglich sollten ca. 30 g Ballaststoffe auf dem Speiseplan stehen. Wichtig ist, dass Sie dazu ausreichend trinken. Seien Sie vorsichtig, wenn Sie bisher nur wenig Ballaststoffe zu sich genommen haben. Ein Übermaß an Ballaststoffen kann den Darm überfordern und äußert sich, zumindest vorübergehend, mit Blähungen oder Durchfall. Liegt bei Ihnen eine Dysbiose (Seite 36) der Darmflora vor, beginnen Sie mit kleinen Mengen an Ballaststoffen und steigern Sie diese allmählich.

Wie viel Protein, Fett und Kohlenhydrate sollten Sie zu sich nehmen?

Es ist wichtig, die einzelnen Makronährstoffe in richtiger und ausreichender Menge zu sich zu nehmen. Jedoch möchte ich Ihnen den Stress nehmen, Ihre Nahrungsaufnahme ständig protokollieren zu müssen. Die genaue Kontrolle in Form von Kalorienzählen (Seite 59) kann hilfreich sein, wenn Sie Ihr Gewicht reduzieren möchten, ist aber auch dann kein absolutes Muss.

Wenn Sie sich an die Einteilung des grafisch dargestellten Tellers halten (Seite 26), sind Sie auf der sicheren Seite: Essen Sie hauptsächlich Gemüse, dazu je 1 Portion Protein, 1 Portion gute Fette und 1 kleine Portion Kohlenhydrate.

In der Abbildung sehen Sie, wie Ihr Teller idealerweise gefüllt sein sollte.

Mikronährstoffe müssen zugeführt werden

Nun wissen Sie einiges über Makronährstoffe und ihre Funktionen. Kommen wir nun zu den Mikronährstoffen. Zu ihnen gehören Vitamine, Mineralstoffe und Antioxidanzien. Sie sind an unzähligen Stoffwechselvorgängen beteiligt, sorgen für den Schutz vor Bakterien, Viren, Pilzen und Umweltgiften und sind maßgeblich für die Instandhaltung und Reparatur der DNA zuständig. Anhaltende Mikronährstoffmängel führen zu einer beschädigten, defekten DNA. Als Folge davon steigt die Anfälligkeit für neurodegenerative Erkrankungen sowie das Risiko, an Krebs zu erkranken.

Der Körper kann Mikronährstoffe nicht selbst herstellen und ist daher auf eine Zufuhr von außen angewiesen. Essen Sie also am besten eine möglichst bunte Vielfalt an Lebensmitteln, um Ihren Bedarf an wichtigen Mikronährstoffen zu decken. Insbesondere bei Autoimmunerkrankungen nehmen Mikronährstoffe einen hohen Stellenwert ein. Denn häufig lassen sich bei den Betroffenen auch erhebliche Nährstoffdefizite feststellen.

SO SOLLTE IHR TELLER GEFÜLLT SEIN

ORIENTIERUNGSHILFE FÜR DIE MENGEN VON LEBENSMITTELN:

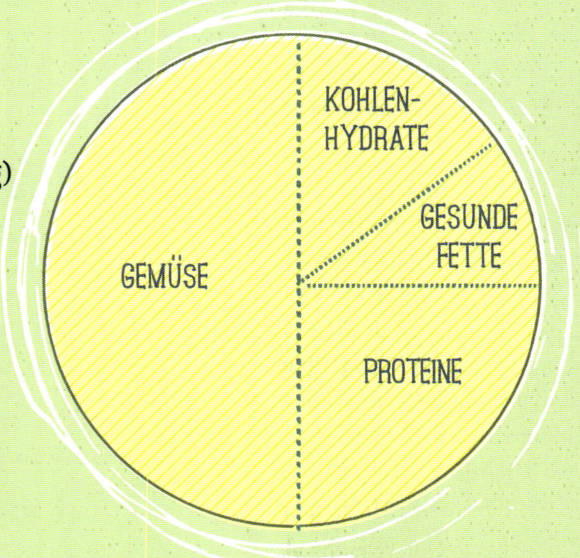

Beispiele für Proteine (1 Portion)

- 1 handtellergroßes Putenbrust- oder Rinderfilet (ca. 150 g)
- 1 Hähnchenbrustfilet (ca. 150 g)
- 1 Lachsfilet (ca. 120 g)
- 1 Handvoll Garnelen oder Krabben (ca. 100 g)
- 2–3 Eier
- 150 g Naturjoghurt/Quark

Beispiele für Fette (1 Portion)

- 1/2 Avocado
- 1 EL Olivenöl / Kokosöl
- 2 EL Kokosraspel
- 5 Oliven
- 2 EL Nussmus / Mandelmus
- 2 EL Chiasamen / Leinsamen
- 1 Handvoll Nüsse

Beispiele für Kohlenhydrate (1 kleine Portion)

- 2 mittelgroße Kartoffeln
- 1 kleine Süßkartoffel
- 6 EL glutenfreies Pseudogetreide (Buchweizen, Quinoa, Amaranth) oder Hirse, Reis, Hafer
- 1/2 Tasse Hülsenfrüchte
- 2 Handvoll Beeren
- 1 Handvoll Kirschen
- 1 Banane / Apfel / Birne / Pfirsich / Nektarine / Kiwi / Orange
- 1/2 Mango
- 1 Tasse stärkehaltiges Gemüse (gegart und gewürfelt, z.B. Möhren, Rüben, Kürbis, Rote Bete)

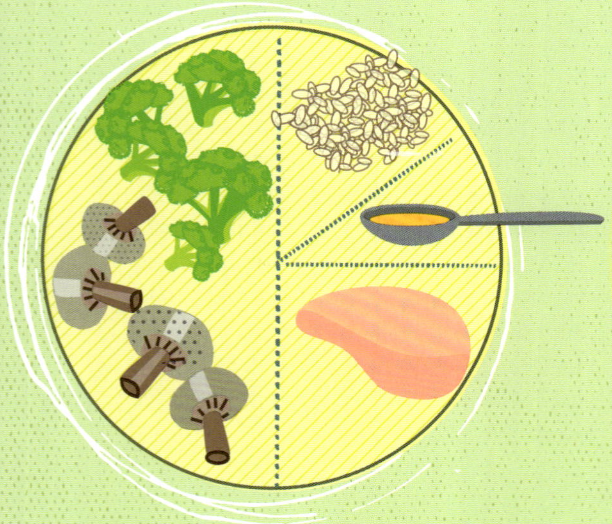

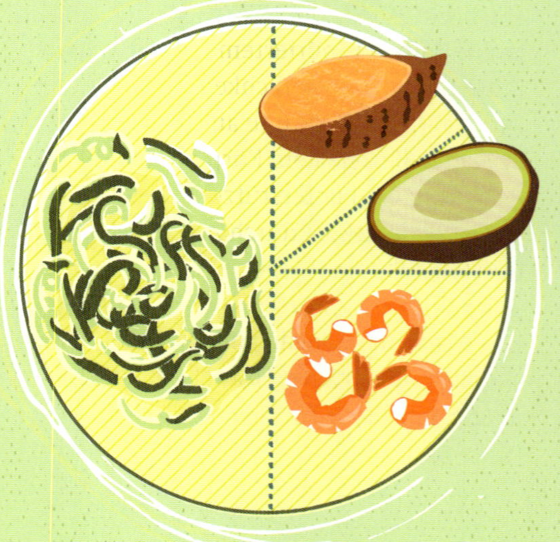

WICHTIGE MIKRONÄHRSTOFFE

VITAMIN A unterstützt das Immunsystem, stärkt die Sehkraft und das Wachstum.
Enthalten in: Eiern, Möhren, Kürbis, Grünkohl, Spinat, Paprika

B-VITAMINE (B1, B2, B3, B5, B6, Biotin, Folsäure, B12) stärken Nervensystem, Herzkreislauf, Immunsystem, wichtig für die Neubildung von Zellen, Zellteilung, Haut, Haar und den Eiweiß- und Fettstoffwechsel.
Enthalten in: Fleisch, Fisch, Geflügel, Eiern, Milchprodukten, grünem Blattgemüse, Hülsenfrüchten, Kartoffeln, Nüssen, Bananen, Sauerkraut

VITAMIN C stärkt das Immunsystem, Antioxidans, schützt vor freien Radikalen, aktiviert viele Enzyme.
Enthalten in: Zitrusfrüchten, Beeren, Mango, Papaya, Paprika, Brokkoli, Grünkohl

VITAMIN D stärkt das Immunsystem, wichtig für die Knochenbildung (Aufnahme und Bildung hauptsächlich durch Sonnenlicht).
Enthalten in: fettem Fisch, Eiern

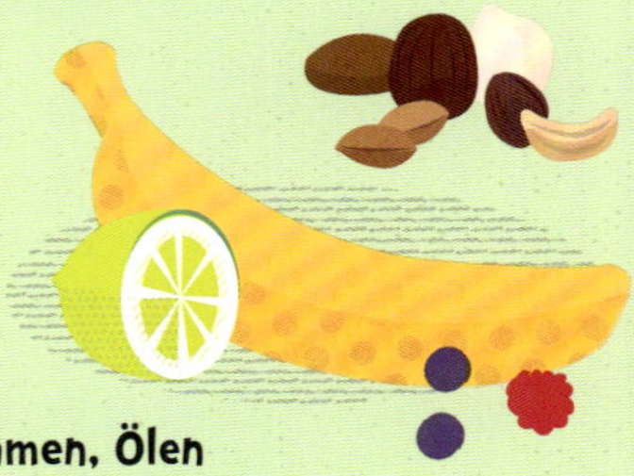

VITAMIN K wichtig für die Blutgerinnung und die Knochenbildung.
Enthalten in: grünem Blattgemüse, fermentierten Nahrungsmitteln

VITAMIN E Antioxidans, Schutz der Zellen, wichtig für den Herzkreislauf.
Enthalten in: Mango, Papaya, Brokkoli, Mangold, roter Paprika, Nüssen, Samen, Ölen

EISEN wichtig für die Blutbildung und den Sauerstofftransport im Blut.
Enthalten in: rotem Fleisch, Leber, Geflügel, Eiern, grünem Blattgemüse, Nüssen

MAGNESIUM aktiviert mehr als 300 Enzyme, wichtig für Muskulatur, Nerven, Blutgefäße, Knochenbildung, Entgiftung.
Enthalten in: grünem Blattgemüse, Hülsenfrüchten, Bananen, Nüssen, dunkler Schokolade, Trockenfrüchten (Feigen, Datteln)

KALZIUM stärkt Knochen und Zähne, wichtig für Herz und Nerven.
Enthalten in: Milchprodukten, Brokkoli, Pak Choi, Brennnessel, Kichererbsen, Trockenfrüchten, Mandeln, Paranüssen

ZINK stärkt das Immunsystem, wichtig für die Wundheilung, aktiviert mehr als 200 Enzyme.
Enthalten in: Rindfleisch, Garnelen, Hülsenfrüchten, Kürbiskernen, Paranüssen, Austern, Quinoa

SELEN Antioxidans, schützt vor freien Radikalen.
Enthalten in: Paranüssen, Sonnenblumenkernen, Rindfleisch, Geflügel, Lachs, Lamm

Grüne Smoothies

Grüne Säfte aus püriertem Obst und Gemüse bieten die Möglichkeit, eine geballte Ladung Mikronährstoffe aufzunehmen. Zudem helfen sie dem Körper bei der Entgiftung und unterstützen die Leber. Ein Smoothie lässt sich durch Zugaben wie z. B. Gerstengraspulver, wertvolle Öle (wie z. B. Kokosöl), Mandelmus, Hanfprotein, Rohkakao, Maca und Baobab anreichern. Versuchen Sie, den grünen Powerdrink täglich zu sich zu nehmen.

Antioxidanzien

Um Entzündungen einzudämmen und schädliche freie Radikale abzufangen, ist es wichtig, ausreichend Antioxidanzien zu sich zu nehmen. Freie Radikale sind unvollständige Moleküle, die als Zwischenprodukte in unserem Stoffwechsel entstehen. Sie sind bestrebt, anderen intakten Molekülen das benötigte Elektron zu entreißen. So setzen sie eine Kettenreaktion in Gang, was zu einer stetigen Vermehrung freier Radikale führt. Diesen Vorgang nennt man dann auch oxidativen Stress.

DER SMOOTHIE-BAUKASTEN

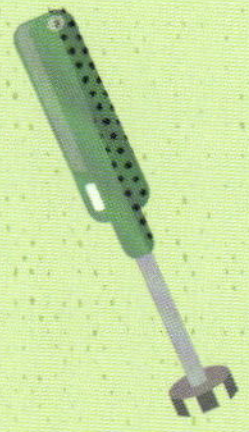

Zum Start genügt ein leistungsstarker Stabmixer. Wenn Sie regelmäßig Smoothies zu sich nehmen wollen, lohnt sich die Anschaffung eines Hochleistungsmixers, der in der Lage ist, auch faserige Blattgemüse vollständig zu zerkleinern und fein aufzuspalten. Die Nährstoffe können dadurch besser aufgenommen werden. Zudem erhält der Smoothie so eine besonders cremige Konsistenz.

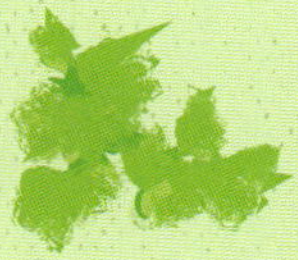

Verwenden Sie nur naturbelassene, frische und reife Zutaten. Unreifes Obst, Zucker und Milchprodukte gehören nicht in den grünen Smoothie. Wechseln Sie die grünen Zutaten häufiger. Als Smoothie-Neuling beginnen Sie mit einem Anteil von 60 Prozent Obst und 40 Prozent Grün, damit Sie sich an die neuen Aromen gewöhnen können. Steigern Sie den Grünanteil nach und nach auf 50 bis 60 Prozent.

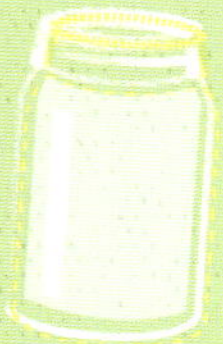

Die Portionsgröße sollte anfangs 1 Glas (ca. 250 ml) nicht überschreiten, um den Verdauungstrakt nicht zu überfordern.

Extras/Superfoods
z. B. Nussbutter, pflanzliches Proteinpulver, Chiasamen, Leinsamen, Matcha, Gerstengraspulver, Acai-Pulver, Goji-Beeren, Moringa, Maca-Pulver, Baobab-Pulver, Kakao, Kokosöl, Avocado, Datteln

Würze
z. B. Ingwer, Kurkuma, Koriander, Kardamom, Minze, Zimt, Vanille, Chili, Pfeffer

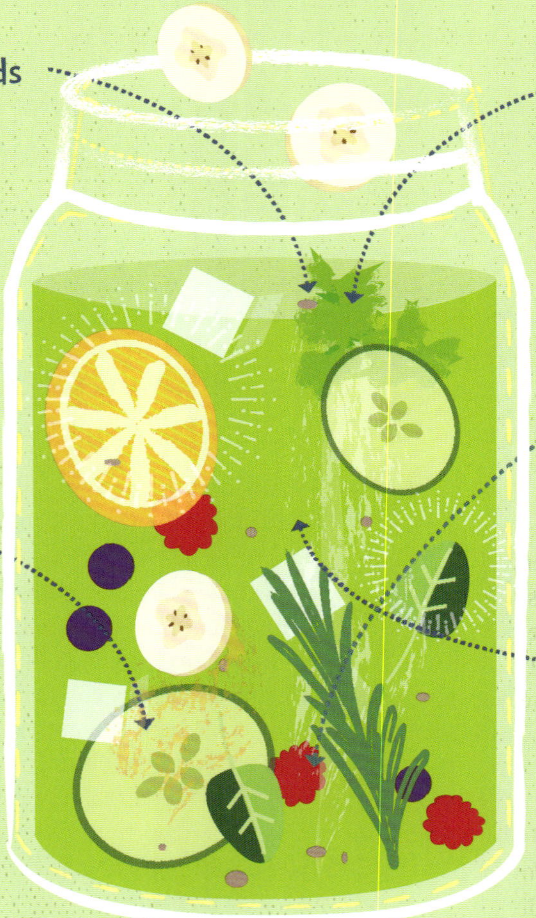

Grüne Grundlage
2–3 Gemüsesorten: z. B. Spinat, Grünkohl, Mangold, Römersalat, Löwenzahn, Gurke, Sellerie, Wildkräuter, Kohlrabiblätter, Radieschengrün, Petersilie, Basilikum

Obst
1–2 Obstsorten: z. B. Banane, Beeren, Apfel, Birne, Mango, Pfirsich, Zitrone, Kiwi, Ananas, Papaya

Flüssigkeit
z. B. Wasser, Eiswürfel, (zuckerfreier) Tee

Es kommt zu Beschädigungen von Zellen, eingeschränkter Zellfunktion bis hin zum Zelltod. Jedoch sind freie Radikale nicht per se schlecht: Das Immunsystem kann ihre Eigenschaft auch nutzen, um Krankheitserreger oder gar Krebszellen zu zerstören.

Folgende Stoffe bzw. Lebensmittel begünstigen die Bildung freier Radikale:

- Nikotin
- Alkohol, Drogen
- Medikamente
- industriell verarbeitete Lebensmittel
- Zusatzstoffe in Lebensmitteln
- Pflanzenschutzmittel
- Umweltgifte
- UV-Licht (Sonnenstrahlen)

Antioxidanzien sind in der Lage, Elektronen abzugeben, ohne selbst zu einem freien Radikal zu werden. Sie können so das Wachstum freier Radikale stoppen. Je mehr freie Radikale vorhanden sind, desto mehr Antioxidanzien sind vonnöten, um diese zu neutralisieren.

Antioxidanzien finden sich v. a. in pflanzlichen Lebensmitteln: Blaubeeren, Grapefruits, Orangen, Papayas, Acai- und Goji-Beeren, Granatäpfel, blaue Trauben, Paprika, Brokkoli, Tomaten, Sellerie, Sprossen, Zwiebeln, Gerstengras, Paranüsse, Algen, Gewürze wie Zimt, Ingwer, Pfeffer und Kurkuma sowie Kakao. Sie dürfen also gern einmal ein Stück Zartbitterschokolade (ab 70 Prozent Kakaoanteil) naschen! Vielleicht finden Sie auch Gefallen am neuen Trendgetränk, der Kurkuma Latte (Seite 30).

Tipps zur Ernährungsumstellung

Für die Umsetzung Ihrer Vorhaben möchte ich Ihnen einige Tipps an die Hand geben. Nehmen Sie sich am besten ein Blatt Papier und schreiben Sie in regelmäßigen Abständen zu den einzelnen Punkten Ihre Gedanken nieder. Das festigt Ihr Vorhaben und Sie können sich immer wieder daran erinnern.

1. Setzen Sie sich ein Ziel (z. B. Beschwerdefreiheit, mehr Energie, Abnehmen) und überlegen Sie, warum Sie dieses Ziel erreichen wollen.
2. Notieren Sie Ihre derzeitigen Symptome. So können Sie im Laufe Ihrer Ernährungsumstellung immer wieder überprüfen, ob und wie sich Ihr Befinden in der Zwischenzeit verändert hat.
3. Überlegen Sie, welche Gewohnheiten schädlich für Sie sind, was Ihnen im Alltag nicht guttut, z. B. zu hastiges Essen, zu späte Nachtruhe, zu wenig Schlaf.
4. Welche Lebensmittel möchten Sie zunächst meiden und später wieder einführen oder gar dauerhaft von Ihrem Speiseplan verbannen?
5. Was stresst Sie? Gehen Sie in sich und seien Sie ehrlich zu sich selbst. Sind Sie unglücklich in Ihrer Beziehung, haben Sie zu viel Hektik im Alltag, sind Sie unzufrieden mit Ihrem Job?
6. Welche Maßnahmen möchten Sie ergreifen, um schlechte Gewohnheiten oder Stressfaktoren zu beseitigen? Dieser Punkt trägt entscheidend zu Ihrem Wohlbefinden bei. Lösen Sie sich von negativen Einflüssen und schlechten Angewohnheiten. Trennen Sie sich von Menschen, mit denen Sie wenig verbindet, wechseln Sie den Job, wenn Sie dort unglücklich sind. Gewiss kostet ein solcher Schritt große Überwindung und erfordert Mut. Doch erinnern Sie sich an die möglichen Auslöser von Autoimmunerkrankungen? Vielleicht ist es genau diese Situation, die das Fass zum Überlaufen gebracht hat.

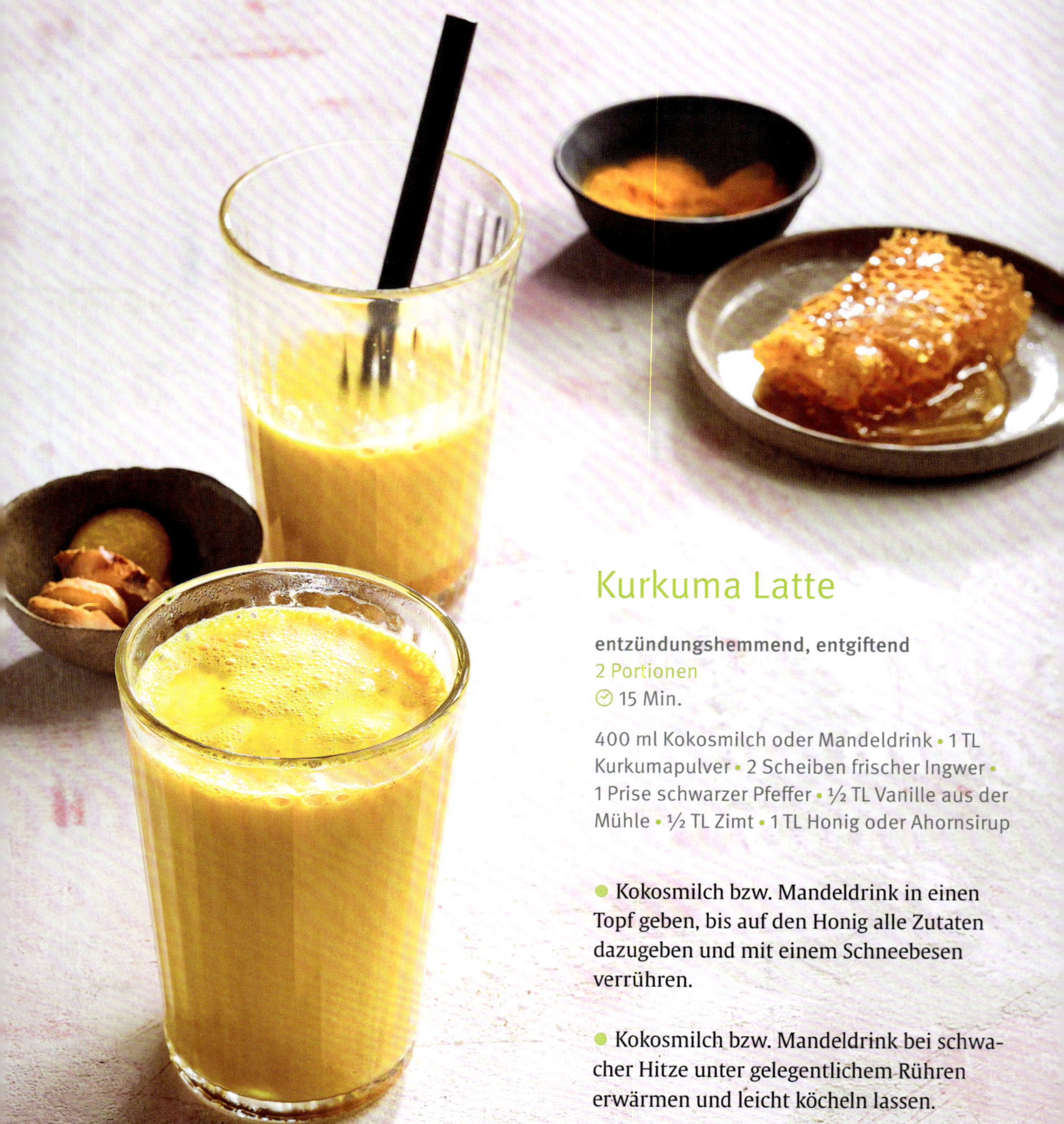

Kurkuma Latte

entzündungshemmend, entgiftend
2 Portionen
⏲ 15 Min.

400 ml Kokosmilch oder Mandeldrink • 1 TL Kurkumapulver • 2 Scheiben frischer Ingwer • 1 Prise schwarzer Pfeffer • ½ TL Vanille aus der Mühle • ½ TL Zimt • 1 TL Honig oder Ahornsirup

- Kokosmilch bzw. Mandeldrink in einen Topf geben, bis auf den Honig alle Zutaten dazugeben und mit einem Schneebesen verrühren.
- Kokosmilch bzw. Mandeldrink bei schwacher Hitze unter gelegentlichem Rühren erwärmen und leicht köcheln lassen.
- Die Ingwerscheiben entfernen.
- Die Milch mit einem Schneebesen oder Milchaufschäumer leicht aufschäumen.
- In zwei Tassen füllen, den Honig dazugeben und eine Prise Zimt darüberstreuen.

Gute Planung ist alles

Bereiten Sie sich in Ruhe auf Ihre Ernährungsumstellung vor. Schauen Sie sich zunächst Ihre Lebensmittelvorräte an. Alles, was nicht mehr in Ihr neues Ernährungskonzept passt, darf raus. Beziehen Sie Ihre Familie nicht in die Ernährungsumstellung ein, räumen Sie sich stattdessen ein Eckchen für Ihre neuen Nahrungsmittel frei. Jetzt kann es losgehen:

- Denken Sie positiv! Seien Sie offen für Neues, lassen Sie sich auf die neue Ernährung ein.
- Erstellen Sie einen Wochenplan: Halten Sie fest, was Sie an jedem einzelnen Wochentag zum Frühstück, mittags und abends essen möchten. Notieren Sie sich auch jeweils einen Snack. So geraten Sie nicht in Versuchung, etwas Unverträgliches zu sich zu nehmen. Schreiben Sie täglich auf, wie Sie sich fühlen.
- Schreiben Sie anhand des Wochenplans einen Einkaufszettel. So können Sie gezielt die Nahrungsmittel einkaufen, die Sie benötigen. Gehen Sie nicht hungrig einkaufen.
- Bereiten Sie Ihr Essen so weit wie möglich vor. Beilagen wie Quinoa, Reis und Kartoffeln können Sie vorkochen, sie lassen sich prima im Kühlschrank aufbewahren. Auch ganze Mahlzeiten lassen sich einfrieren und sind im Nu zubereitet.
- Sorgen Sie dafür, dass Sie immer geeignete Snacks griffbereit haben oder schnell zubereiten können. Wenn der kleine Hunger kommt, sind Sie darauf vorbereitet. Nehmen Sie für unterwegs immer einen kleinen Snack mit, so ersparen Sie sich den Halt beim nächsten Bäcker.
- Sind Sie unverhofft länger unterwegs und haben nichts dabei, können Sie im Supermarkt zu folgenden Snacks greifen: Salatmixe, grüne Smoothies, Oliven, gekochte Eier, Dattelriegel, Obst, ungesalzene Nüsse, Studentenfutter, Käse (wenn verträglich).

Auswärts essen

Informieren Sie bei einer Essenseinladung Ihren Gastgeber über Ihre Ernährungsumstellung. So kann er auf Ihre Wünsche eingehen. Ärgern Sie sich nicht, falls die Gerichte für Sie nicht verträglich sind. Je gelassener Sie bleiben, desto selbstverständlicher wird Ihre Ernährungsumstellung akzeptiert. Wissen Sie bei Einladungen nicht, welche Speisen angeboten werden, dann essen Sie vorher zu Hause eine Kleinigkeit oder nehmen Sie sich entsprechend etwas mit.

Wenn Sie ein Restaurant besuchen, informieren Sie sich schon vorher über die Speisekarte. Scheuen Sie sich nicht, Gerichte umzubestellen. Es ist immer möglich, Fleisch oder Fisch mit einer Gemüsebeilage und Salat zu kombinieren. Seien Sie vorsichtig bei Salat-Dressings und Soßen. Hier verstecken sich häufig unverträgliche Zusätze. Fragen Sie nach einer Allergenliste zur Speisekarte. Und lassen Sie das Brotkörbchen am besten wieder zurückgehen.

Dürfen Sie auch mal eine Ausnahme machen?

Unterwegs geraten Sie sicher häufiger in Situationen, die Sie verleiten, doch ein Stückchen Brot, Kuchen oder Burger zu essen. Bedenken Sie dabei: Solange Ihr Immunsystem nicht heruntergefahren ist, kann diese Ausnahme Sie um Monate der Besserung zurückwerfen. Auch kleinste Mengen unverträglicher Nahrungsmittel können Ihren Körper wieder in höchste Alarmbereitschaft versetzen. Bleiben Sie daher standhaft und verschieben Sie Ausnahmen auf einen späteren Zeitpunkt.

Ihr Basis-Ernährungsnavi bei Hashimoto:

Zu empfehlen	Mit Vorsicht genießen/ austesten	Besser meiden
Fleisch/Fisch/Eier: Geflügel, mageres Rindfleisch, Leber, Hirsch, Puten- und Hähnchenbrustaufschnitt, Lachs, Thunfisch, Seezunge, Hering, Aal, Forelle, Jakobsmuscheln, Krake, Rotbarsch, Eier	Stark jodhaltige Lebensmittel: Meersalz, Algen, Kabeljau, Schellfisch, Scholle, Garnelen, Miesmuscheln, Hummer, Seelachs, Makrele	Fleisch: Schweinefleisch, Mettwurst, Salami, Fleischwurst, Leberwurst, Bockwurst, Leberkäse, Bratwurst
Pseudogetreide: Amaranth, Buchweizen, Maniok, Quinoa, Süßkartoffeln, Vollkornreis, Vollkornreisnudeln, Wildreis, Yams	Glutenfreie Haferflocken	Glutenhaltige Lebensmittel: Getreide wie Weizen, Roggen, Gerste, Grünkern, Dinkel, Kamut, Einkorn, Triticale und Emmer (und alle daraus hergestellten Lebensmittel), Couscous, Bulgur, Seitan, Surimi, Käseimitate, Bierhefe, Backferment, Hefeextrakt, Weizeneiweiß, Weizenkleber, Gerstenmalz(-extrakt), Malzgetränke, Getreidekaffee
Obst: Avocado, Datteln, alle Beeren, Apfel, Birne, Papaya, Steinobst, Wassermelone, Honigmelone, Banane, Mango, Weintrauben, Ananas, Feigen, Kaki, Pomelo, Quitte, Zitrusfrüchte, Hagebutten		
Gemüse: Artischocken, Fenchel, Gurke, Karotten, Blattsalate, Rucola, Löwenzahn, Chicorée, Kürbis, Lauch, Mangold, Okra, Oliven, Pak Choi, Pastinake, Portulak, Petersilienwurzel, Pilze, Radieschen, Rhabarber, Rote Bete, Brokkoli, Blumenkohl, Rosenkohl, Rot- und Weißkohl, Kohlrabi, Steckrübe, Rettich, Sauerkraut, Spinat, Sprossen, Sellerie, Spargel, Spitzkohl, Wirsing, Zucchini	Nachtschattengewächse: Tomaten, Kartoffeln, Auberginen, Paprika, Chili, Mais, Algen, Heidelbeeren, Goji-Beeren	

Zu empfehlen	Mit Vorsicht genießen/ austesten	Besser meiden
Gewürze: Apfelessig, Basilikum, Bohnenkraut, Lorbeer, Nelken, Majoran, Oregano, Safran, Salbei, Meersalz, Zitronengras, Meerrettich, Minze, Muskat, Dill, Kräuter, Ingwer, Kurkuma, Knoblauch, Zwiebeln, Frühlingszwiebeln, Lauch, Petersilie, Schnittlauch, Koriander, Zimt	Lektinhaltige Lebensmittel: Cashewkerne, Erdnüsse, Erdnussbutter, Hirse, Hülsenfrüchte, Kichererbsen, Kidneybohnen, Linsen	Industriell verarbeitete Lebensmittel: weißer Reis, Pommes Frites, Kroketten, Kartoffelpuffer, glutenfreie Ersatzprodukte, Fertigprodukte, Fast Food, Salzgebäck, Chips Light-Getränke, Alkohol
Superfoods: Gerstengraspulver, Spirulina, Chlorella, Acai, Maca, Matcha, Rohkakao, Zartbitterschokolade (ab 70% Kakao) Knochenbrühe, Sauerkraut, Kimchi, Kombucha, fermentierte Lebensmittel, pflanzliches Proteinpulver		Sojaprodukte: Sojadrink, Sojajoghurt, Sojaquark, Sojasoße, jodhaltige Lebensmittel
Nüsse/Samen und Öle: Mandeln, Walnüsse, Paranüsse, Haselnüsse, Chiasamen, Kürbiskerne, Leinsamen, Sonnenblumenkerne, Sesam, Erdmandeln, Mandelmus, Avocadoöl, Ghee, Hanföl, Leinöl, Mandelöl, Kokosöl, Olivenöl, Walnussöl		Fette: Margarine, Sonnenblumenöl, Distelöl, Rapsöl, Weizenkeimöl
Milchersatzprodukte: Hanfdrink, Mandeldrink, Mandeljoghurt, Kokosmilch, Kokosjoghurt, Reisdrink stilles Wasser, ungezuckerter Tee, Kräutertee, Kaffee (in Maßen)	Milchprodukte: Feta, Kefir, Mozzarella, Naturjoghurt, Speisequark, Schnittkäse, Weichkäse	Milchprodukte: Crème fraîche, Fruchtjoghurt/-quark, Milchreis, Pudding, Sahne, Schmand, Mayonnaise, Salat-Dressings
Süßungsmittel: Ahornsirup, Dattelsirup, Honig, Kokosblütenzucker, Kokosblütensirup, Naturreissirup, Stevia, Yaconsirup,		Zuckerhaltige Lebensmittel: brauner/weißer Zucker, Mais-, Zuckerrohrsirup, künstliche Süßstoffe, süße Backwaren, Süßigkeiten, Ketchup, Fruchtsäfte, Softdrinks, gezuckerte Obstkonserven, kandiertes Trockenobst, zuckerhaltige Soßen

Die Gesundheit beginnt im Darm

Haben sich Ihre Beschwerden dank des Basic-Programms bereits gebessert? Falls nicht oder nur wenig, sollten Sie sich noch mehr auf Ihre Darmgesundheit konzentrieren.

Eine gestörte Darmfunktion ist häufig einer der Auslöser für Hashimoto. Mit kleinen Abwandlungen der Ernährungsbasics können Sie Ihrem Darm zusätzlich helfen, sich zu regenerieren. Der Verzicht auf Lebensmittel, die dem Darm Schaden zufügen können, bringt auch Ihr Verdauungssystem wieder ins Gleichgewicht.

Im Darm sitzen 70 Prozent der Immunzellen. Ist er nicht intakt, können gesundheitliche Probleme die Folge sein. Durch eine ungünstige Verteilung der Darmbakterien nehmen wir an Gewicht zu und auch die Umwandlung der Schilddrüsenhormone ist zum Teil nicht mehr gewährleistet.

Eine gesunde Darmflora ist wichtig

Unser Darm ist ein hoch komplexes System und eines der größten Organe im Körper. Er wird von einer schützenden Schleimhautschicht ausgekleidet. Diese sorgt für eine Barriere zwischen dem Darminhalt und der Bauchhöhle. Sie verhindert, dass aufgenommene Keime und Bakterien in unseren Körper gelangen, statt mit dem Stuhl wieder ausgeschieden zu werden. Nur die wichtigen Nährstoffe und Flüssigkeiten, die der Körper aus der Nahrung benötigt, werden durch die Darmschleimhaut über die Darmwand in den Blutkreislauf überführt. Dies regeln feste Verbindungen, auch »Tight Junctions« genannt, die engmaschig beieinanderliegen (siehe Abb. Seite 35). Damit die Barriere intakt bleibt und alle Nährstoffe vom Körper aufgenommen werden können, müssen die im Darm befindlichen Bakterien im Gleichgewicht sein.

Die Darmflora (auch Mikrobiom genannt) besteht aus Billionen von nützlichen und auch schädlichen Bakterien. Gesundheitsförderlich sind die Lakto- und Bifidobakterien (Probiotika), die sich von Ballaststoffen bzw. unverdaulichen Kohlenhydraten ernähren. Sie besiedeln dicht die Darmschleimhaut, schützen diese und halten somit die wichtige Barriere aufrecht. Sie senken den pH-Wert im Darm, sodass sich im sauren Milieu Krankheitserreger, Pilze und Fäulnisbakterien ungern ansiedeln, Schadstoffe werden abgewehrt. Das Immunsystem wird unterstützt, zwischen fremden Eindringlingen und körpereigenen Antigenen zu unterscheiden. Lakto- und Bifidobakterien sorgen außerdem für die Verdauung der Nahrung sowie für die Bildung von Fettsäuren und einigen Vitaminen.

Der Anteil der nützlichen Bakterien sollte überwiegen, um die gesundheitsschädlichen Darmbewohner, die Fäulnisbakterien (Kolibakterien), in Schach zu halten. Durch unsere Lebensweise und Ernährung haben wir einen entscheidenden Einfluss auf die Zusammensetzung unseres Mikrobioms. Bieten wir den schädlichen Bakterien angenehme Lebensbedingungen, ziehen sich die nützlichen Bakterien allmählich zurück. Fäulnisbakterien, Pilze oder Parasiten vermehren sich, nehmen überhand und machen es sich in unserem Darm bequem.

Antibiotika sind der größte Feind unseres Mikrobioms. Durch sie wird, zusammen mit den Krankheitserregern, nahezu die komplette Darmflora zerstört und es dauert mehrere Monate, bis deren natürliches Gleichgewicht wiederhergestellt ist. Fatalerweise ist die Regenerationszeit bei Kolibakterien kürzer als bei Lakto- und Bifidobakterien, sodass Kolibakterien die Möglichkeit haben, sich schneller zu vermehren und anzusiedeln. Als Folge davon kann sich eine

Die vier Komponenten der Darmbarriere

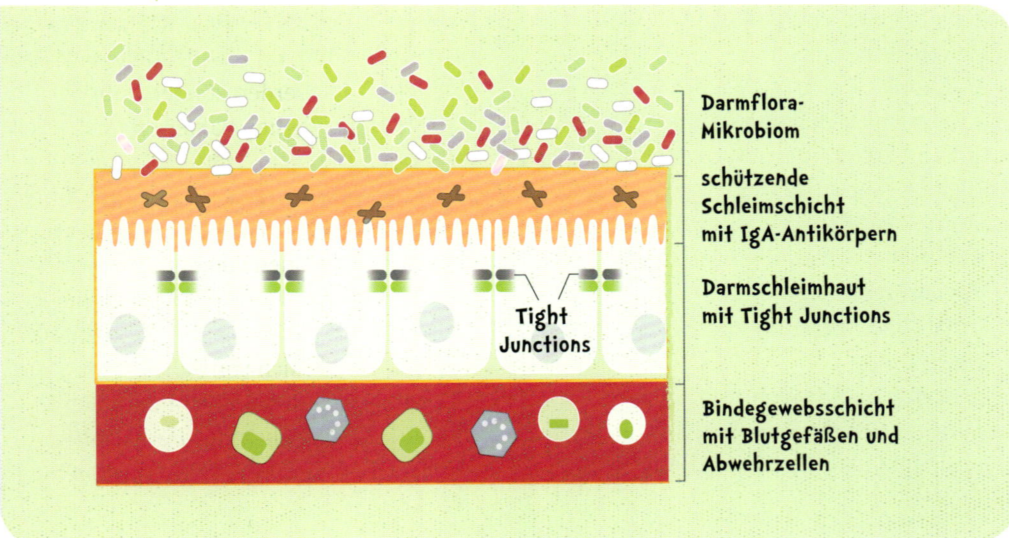

Dysbiose, d.h. ein gestörtes Gleichgewicht zwischen den Bakterienarten, entwickeln. Zu den ersten Symptomen einer Dysbiose gehören:

- Verdauungsbeschwerden wie Blähungen, Durchfall und Verstopfung
- Völlegefühl, Bauchschmerzen
- Müdigkeit, Leistungsabfall
- Konzentrationsschwäche
- Anfälligkeit für Erkältungen

Bleibt die Dysbiose der Darmflora über einen längeren Zeitraum bestehen, kommt es zu folgenschweren Problemen: Durch die ungünstige Zusammensetzung des Mikrobioms wird die Nahrung nur noch unzureichend verdaut. Es bleibt ein schlickartiger Nahrungsbrei zurück, der Kolibakterien den idealen Nährboden bietet. So entstehen Fäulnisprozesse, bei denen giftige Stoffe und Gase wie Ammoniak und Methan freigesetzt werden. Diese reizen die Darmschleimhaut und führen zu entzündlichen Prozessen. Die für uns wichtigen Nährstoffe können nicht mehr in ausreichender Menge aufgenommen werden, so kann es zu einem Mikronährstoffmangel kommen.

Aber auch andere Faktoren können zur Schädigung und Entzündung der Darmschleimhaut beitragen:

- Antibiotika, Cortison, Magensäureblocker, Schmerzmittel, Chemotherapie
- Gluten, Zucker, Transfette, Lektine
- Alkohol, Nikotin, Koffein
- Aroma- und Konservierungsstoffe
- chronischer Stress, Übersäuerung
- Magensäuremangel
- Schlaf- und Bewegungsmangel oder auch Übertraining
- Umweltgifte, Schwermetalle
- pathogene Bakterien wie z.B. Salmonellen, Staphylokokken, Campylobacter

Das Leaky-Gut-Syndrom

Die Schädigung der Darmschleimhaut hat zur Folge, dass der Darm durchlässig wird. Man spricht dann von einem »Leaky-Gut-Syndrom«. Welche Auswirkungen hat ein durchlässiger Darm? Die »Tight Junctions« verlieren ihre Stabilität und werden locker. Es gelangen größere Partikel von Nahrungsbestandteilen in den Blutkreislauf, die dort eigentlich nicht hingehören. Viren, Pilze, Bakterien und Toxine überwinden die löchrige Barriere mit Leichtigkeit und gelangen in unseren Organismus.

Unser Immunsystem läuft nun auf Hochtouren, um die vielen fremden Eindringlinge zu bekämpfen. Eigentlich unschädliche Nahrungspartikel werden als fremd erkannt. Einige dieser Strukturen ähneln unseren körpereigenen Zellen, sodass das Immunsystem körpereigenes Gewebe angreift. Es kommt zu Entzündungsreaktionen im Körper. Die Leber ist durch die Flut an Toxinen überlastet, was zu Gesundheitsbeschwerden bis hin zu Autoimmunerkrankungen führen kann.

Das Leaky-Gut-Syndrom ist häufig einer der Auslöser von Hashimoto. Wurde es bei Ihnen festgestellt, sollten Sie sich bei Ihrer Ernährungsumstellung vor allem auf die Darmgesundheit konzentrieren.

Folgende Beschwerden können in Zusammenhang mit dem Leaky-Gut-Syndrom stehen:

- Verdauungsbeschwerden wie Blähungen, Verstopfung, Durchfall
- Hautrötungen, Ekzeme, Akne, Rosazea
- Müdigkeit, Abgeschlagenheit
- Schwindel, Konzentrationsstörungen
- Stimmungsschwankungen, Depressionen
- Kopfschmerzen, Migräne

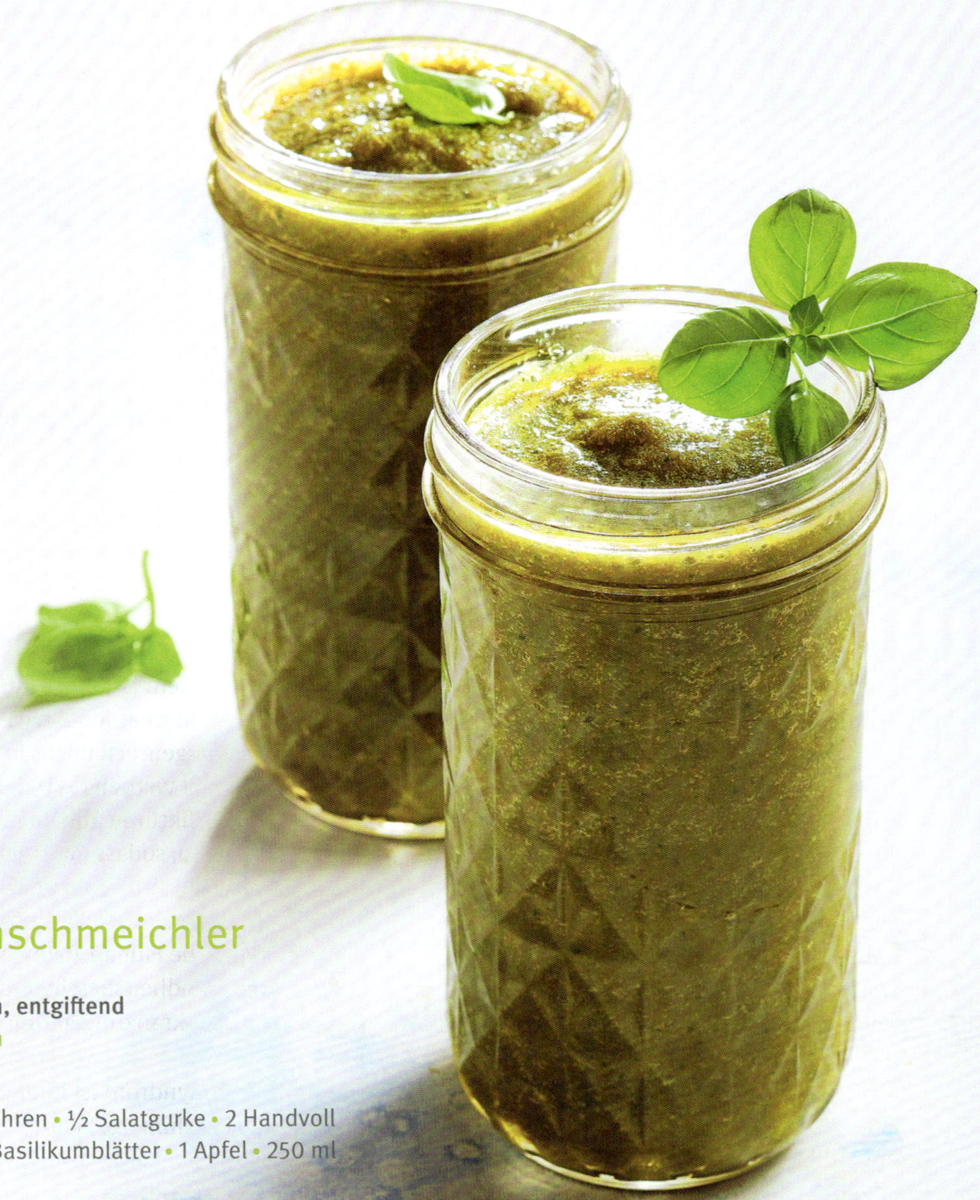

Bauchschmeichler

präbiotisch, entgiftend
2 Portionen
10 Min.

2 große Möhren • ½ Salatgurke • 2 Handvoll Spinat • 3 Basilikumblätter • 1 Apfel • 250 ml Wasser

- Möhren, Salatgurke und Spinat waschen. Möhren putzen, Apfel entkernen. Alles grob zerkleinern.

- Alle Zutaten in einen Mixer geben und zu einem Smoothie mixen.

- Den Smoothie in Gläser füllen und langsam genießen.

- chronische Gelenk- und Muskelschmerzen
- Wassereinlagerungen, Gewichtszunahme
- Haarausfall
- chronische Pilzinfektionen
- Allergien, Nahrungsmittelintoleranzen
- schwaches Immunsystem, Asthma
- Autoimmunerkrankungen, Fibromyalgie

Leiden Sie unter mehreren der genannten Beschwerden, sollten Sie überprüfen lassen, ob ein durchlässiger Darm die Ursache ist.

So stellt Ihr Arzt das Leaky-Gut-Syndrom fest

Es gibt einige Möglichkeiten, das Leaky-Gut-Syndrom nachzuweisen. Zu diesen gehören:

Zonulin im Blutserum Zonulin ist an der Regulation der »Tight Junctions« beteiligt. Es bindet sich an Rezeptoren in der Darmschleimhaut und öffnet die festen Verbindungen, sodass es zu einer erhöhten Darmdurchlässigkeit kommt. Ein hoher Zonulinspiegel weist auf ein Leaky-Gut-Syndrom hin.

Analyse der Darmflora Der Darmflorastatus gibt Aufschluss über die Besiedlung des Darms mit Bakterien, Hefen und Schimmelpilzen sowie den pH-Wert des Darms.

Sekretorisches IgA im Stuhl Der Wert des Antikörpers IgA (Immunglobulin A) gibt einen ersten Überblick über die Funktionsfähigkeit des darmassoziierten Immunsystems. Je nach Ausprägung des Leaky-Gut-Syndroms kann er erhöht oder erniedrigt sein.

Alpha-1-Antitrypsin im Stuhl Das Eiweiß Alpha-1-Antitrypsin dient der Regulation von Entzündungsreaktionen. Ist der Wert erhöht, deutet dies auf eine vermehrte Durchlässigkeit der Darmschleimhaut hin.

Maßnahmen zur Behandlung des Leaky-Gut-Syndroms

Den Darm wieder ins Lot zu bringen bedeutet also auch, das Immunsystem zu beruhigen. Für die Behandlung des Leaky-Gut-Syndroms brauchen Sie Geduld und Disziplin – die Heilung des Darms kann unter Umständen bis zu zwei Jahre in Anspruch nehmen. Aber diese Ausdauer lohnt sich!

Tipps für einen gesunden Darm

An erster Stelle steht bei einem Leaky-Gut-Syndrom eine entzündungshemmende und vitalstoffreiche Ernährung. Mit den Ernährungsbasics sind Sie bereits auf einem guten Weg, Ihrem Darm Gutes zu tun. Wie Sie erfahren haben, können einige Lebensmittel Ihren Darm schädigen. Sollten Sie noch unter leichten Beschwerden leiden, streichen Sie lektinehaltige Lebensmittel (Seite 20), Zucker, Alkohol und Milchprodukte von Ihrem Speiseplan. Reduzieren Sie Kaffee auf ein Minimum. Auch Pseudogetreide wie Quinoa, Buchweizen oder Amaranth sollten Sie für einige Zeit meiden.

Essen Sie vor allem Gemüse in allen Variationen. Zu Beginn des Darmfloraaufbaus sollten Sie den Rohkostanteil jedoch gering halten und erst allmählich steigern. Eine geschädigte Darmflora ist mit einem hohen Anteil von Rohkost schlicht überfordert. Präbiotische Lebensmittel (Seite 39) unterstützen die Ansiedlung der nützlichen Bakterien. Hinzu kommen gesunde Fette und ausgewählte Proteinquellen. Wertvolle Mikronährstoffe liefern vor allem grüne Smoothies. Im Rezeptteil sind besonders darmfreundliche Rezepte entsprechend gekennzeichnet.

Darüber freut sich Ihr Darm

Lebensmittelkategorie	Lebensmittel
Gemüse	Alle Blattsalate, Rucola, Löwenzahn, Mangold, Rhabarber, Spargel, Spinat, Gurke, Paprika, Tomate, Pilze, Zucchini, Brokkoli, Blumenkohl, Portulak, Sellerie, Kohlrabi, Möhren, Pastinaken, Petersilienwurzel, Rote Bete, Topinambur, Kürbis, frische Kräuter, Sprossen etc.
zucker- und säurearmes Obst	Erdbeeren, Himbeeren, Heidelbeeren, Äpfel, Birnen
gesunde Kohlenhydrate	Süßkartoffeln, Kartoffeln, Vollkornreis
präbiotische Lebensmittel (Nahrung für Bifido- und Laktobakterien)	Inulin, Akazienfaser, Apfelpektin Artischocken, Lauch, Chicorée, Zwiebeln, Knoblauch, grüne Bananen erkaltete Kartoffeln/Vollkornreis Yaconsirup
fermentierte Lebensmittel (unterstützen die Verdauungsleistung)	Kimchi, Sauerkraut, Kombucha, Kefir
wertvolle Fette	Avocado, Avocadoöl, Olivenöl, Kokosöl, Nüsse, Mandeln, Samen
Proteine	Fisch, Fleisch und Eier (jeweils in Bio-Qualität)

Wichtig: Es kommt nicht nur darauf an, was, sondern auch wie wir essen. Unsere Mahlzeiten sollten wir in einer ruhigen Atmosphäre zu uns nehmen. Wichtig ist, jeden Bissen sorgfältig zu kauen! Bereits in der Mundhöhle spalten Enzyme Lebensmittel auf. Ausreichend zerkleinerte Nahrung hilft Magen und Darm bei der Verdauung.

Hilfreiche Nahrungsergänzungsmittel und Kräuter

Zunächst sollten schädliche Bakterien, Pilze und Parasiten im Darm beseitigt werden, um für die nützlichen Darmbakterien Platz zu schaffen. Es gibt einige natürliche Helfer, die Sie hier unterstützend einsetzen können. Zu diesen gehören die Pflanzenextrakte Oreganoöl, Thymianöl, Rosmarinöl, Knoblauch-, Berberitzen- und Grapefruitkernextrakt. Diese Extrakte sind in Kapselform erhältlich und sollten kurmäßig über einen Zeitraum von ca. vier Wochen immer vor den Mahlzeiten eingenommen werden. Mögliche anfängliche Symptome wie Blähungen oder Kopfschmerzen sollten nach wenigen Tagen abklingen. Halten die Beschwerden an, setzen Sie am besten ein bis zwei Tage mit der Einnahme aus und beginnen Sie erneut mit einer verringerten Dosis.

Nach dieser Kur kann durch die Einnahme von Probiotika das Wachstum der nützlichen Bakterien angeregt und die Tight Junctions können gestärkt werden. Empfehlenswert ist eine Kombination aus mehrstämmigen Lakto- und Bifidobakterien. Entsprechende Präparate erhalten Sie in der Apotheke.

Präparate mit dem Zusatz wertvoller Präbiotika (Ballaststoffe) wie Inulin oder Akazienfaser liefern gleichzeitig Futter für Bifido- und Laktobakterien.

Um die Verdauung zu unterstützen, bietet sich auch die Einnahme von Enzymen an. Häufig findet sich bei Hashimoto ein Mangel an Magensäure, sodass vor allem die Verdauung von Protein Probleme bereitet. Hier eignen sich Kapseln mit dem Vitalstoff Betain und Pepsin zur Anregung der Magensäureproduktion. Aber Vorsicht: Bei Magenschleimhautentzündung und bestimmten Medikamenten wie z.B. Kortison dürfen Betaine nicht eingenommen werden. In diesem Fall können Sie Ihre Verdauung durch Enzyme aus Papaya (Papain) oder Ananas (Bromelein) unterstützen. Ebenso fördernd wirken Bitterstoffe aus Artischocke, Löwenzahn, Meerrettich und Chicorée.

Was Sie sonst noch zur Stärkung der Darmschleimhaut tun können

- Ghee (geklärte Butter) wirkt entzündungshemmend und stärkt die Immunzellen im Darm. Es enthält kein Milcheiweiß mehr.
- Kokosöl enthält viele mittelkettige Triglyceride, die die Zellen mit Energie versorgen und zudem gegen Viren und Pilze wirken.
- Glutamin ist eine Aminosäure, die als Hauptenergielieferant der Darmzellen dient, wichtig für das Immunsystem ist und die Darmschleimhaut regeneriert. Glutamin findet sich in Knochenbrühe, Hühnchen, Rindfleisch, Milchprodukten, Kohl, Rote Bete, Spinat und Petersilie und ist auch als Nahrungsergänzungsmittel erhältlich.
- Süßholzwurzel wirkt entzündungshemmend und schleimhautschützend. Achtung: Süßholz kann zur Erhöhung des Blutdrucks führen. Erhältlich als Tee oder auch in Kapselform.
- Kurkuma wirkt entzündungshemmend und antioxidativ – verwendbar als Gewürz (gemahlen oder frisch gerieben) oder in Kapselform. Optimal wirkt Kurkuma in Verbindung mit schwarzem Pfeffer.
- Grüntee-Extrakt wirkt entzündungshemmend und antioxidativ. Diesen erhalten Sie in Kapselform.
- Zink hilft, die Durchlässigkeit der Darmschleimhaut zu verringern. Sie erhalten es in Kapsel- oder Tablettenform.
- Ein bewährtes Mittel zur Heilung des Darms ist Knochenbrühe (Seite 41), die Sie sehr einfach selbst herstellen können.

Reinigung des Darms

Gesundheitsfördernd beim Leaky-Gut-Syndrom ist auch die Reinigung des Darms, bei der Ablagerungen, Unverdautes und Giftstoffe entfernt werden.

Dafür eignen sich Flohsamenschalen in Verbindung mit Zeolith oder Bentonit – zwei Mineralerden, welche Giftstoffe im Darm binden, die anschließend mit dem Stuhl ausgeschieden werden. Flohsamenschalen quellen im Darm um ein Vielfaches ihrer ursprünglichen Größe auf und bilden einen gut gleitenden Schleim. Die Darmwände werden so schonend und gründlich gereinigt.

Darmputzer-Shake Mixen Sie je 1 Teelöffel Flohsamenschalenpulver und Zeolith/Bentonit mit 400 ml Wasser. Trinken Sie die Mischung sofort und spülen Sie mit viel Wasser nach. Den Shake nehmen Sie am besten 1 Stunde vor oder 2 Stunden nach dem Essen zu sich. Trinken Sie ihn über einen Zeitraum von 1 bis 2 Wochen einmal täglich.

Aber Vorsicht: Bei fortgeschrittener Schädigung der Darmschleimhaut oder Unwohlsein nach der Anwendung sollten Sie die Durchführung eventuell auf einen späteren Zeitpunkt verschieben.

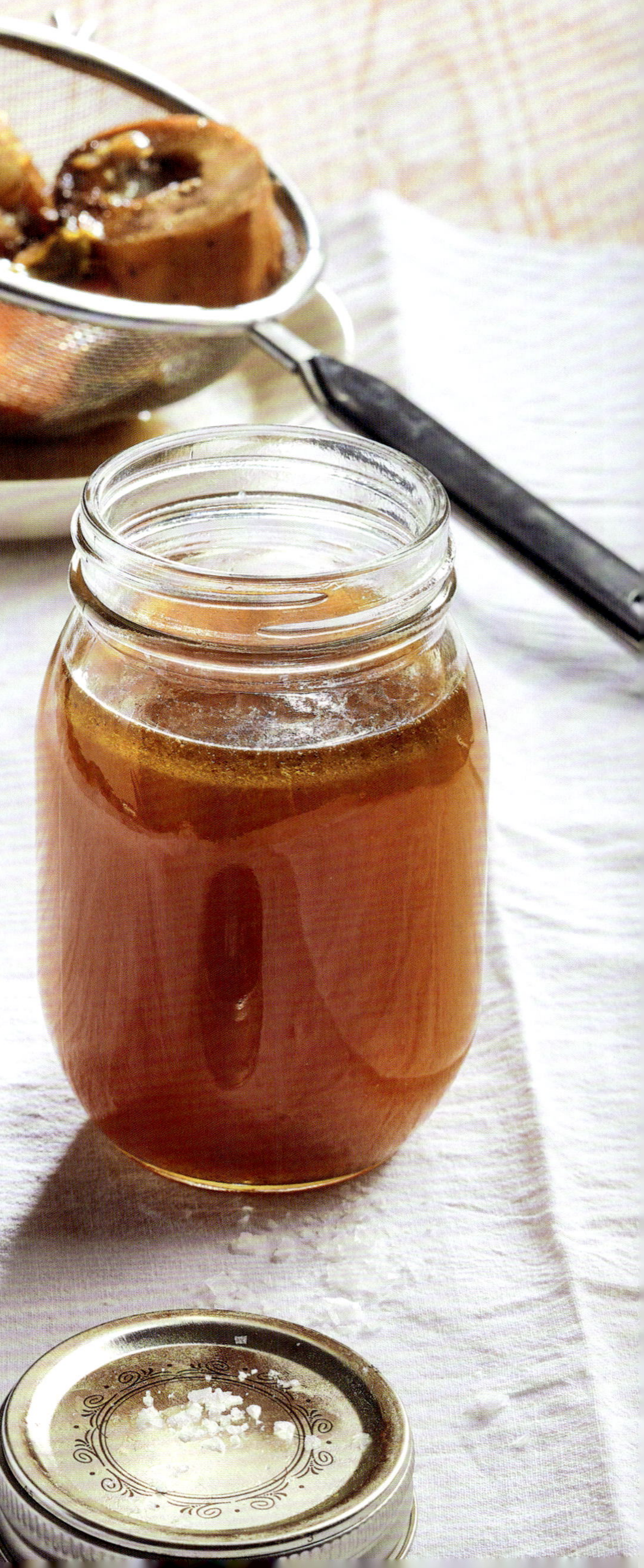

Knochenbrühe

darmfreundlich, entzündungshemmend

4–5 Portionen

20 Min. + 4 Std. Garzeit

1 Knoblauchzehe • 1 Stück Ingwer • 1 Zwiebel • 1 Bund Suppengrün (Möhren, Lauch, Sellerie, Petersilie) • 500 g Markknochen • 1,5 Liter Wasser • 1 EL Apfelessig • 1 TL Meersalz • Pfeffer, Muskat

- Knoblauch, Ingwer und Zwiebel schälen. Möhren, Lauch und Sellerie putzen. Alles in grobe Stücke schneiden.

- Die Knochen in einem Topf ohne Fett anrösten. Gemüse hinzufügen und alles weitere 5 Minuten rösten. Anschließend mit dem Wasser auffüllen. Apfelessig und gehackte Petersilie dazugeben.

- Die Brühe 4 Stunden köcheln lassen, dann die Flüssigkeit durch ein Sieb gießen und mit Salz, Pfeffer und Muskat würzen.

Die Leber entgiften

Auch die Leber spielt bei Hashimoto eine große Rolle. Um sie vor einer Überforderung durch Toxine zu schützen, sollten wir allzu starke Umweltbelastungen möglichst vermeiden.

Auch wenn es uns nicht gefällt: In heutiger Zeit sind wir tagtäglich einer großen Anzahl von Toxinen ausgesetzt. Wir nehmen Giftstoffe über die Atemluft auf, durch die Haut mit unseren Körperpflegeprodukten, über das Trinkwasser und über schadstoffbelastete Nahrungsmittel.

Die Leber als unser zentrales Entgiftungsorgan ist mit der Flut an Toxinen schlichtweg überfordert. So kann es zu körperlichen Symptomen kommen und auch die Funktion der Leber wird dadurch eingeschränkt.

Was die Leber alles leistet

Neben der Entgiftungsfunktion hat die Leber die Aufgaben, das Blut zu filtern, Steroidhormone (z. B. Cortisol), Alkohol und Medikamente abzubauen, Glykogen zur Energiegewinnung zu speichern, aus Fett Ketonkörper zu bilden und die Produktion der Galle anzuregen.

Ein wichtiger Aspekt in Verbindung mit Hashimoto ist die Verarbeitung der Schilddrüsenhormone: Immerhin werden 60 Prozent dieser Hormone in der Leber umgewandelt, d. h. T4 wird hier in das aktive T3 umgewandelt. Ist das Organ durch zu viele Toxine überlastet, kann nicht ausreichend T3 gebildet werden.

Allgemein reagieren Menschen mit Autoimmunerkrankungen empfindlicher auf Umweltgifte. Ihr Organismus hat häufig eine verminderte Fähigkeit, Gifte auszuscheiden. Diese eingeschränkte Entgiftungsleistung der Leber kann genetisch bedingt oder auch auf Nährstoffmängel zurückzuführen sein. Umso wichtiger ist es bei Hashimoto, die Leber zu unterstützen.

Folgende Symptome können auf eine überlastete Leber hinweisen:

- Akne, Ekzeme, Hautausschlag, Aphten im Mund
- Asthma, Bronchitis, Atemprobleme, Husten, Niesen, Heuschnupfen

- Blähungen, Durchfall, Übelkeit
- Benommenheit, Konzentrationsprobleme, Kopfschmerzen, verschwommenes Sehen
- Ängste, Depressionen
- Müdigkeit, Nervosität, Schwächegefühl
- Gelenk- und Muskelschmerzen
- geschwollene Zunge und Augenlider, Augenringe
- Haarausfall
- Herzrasen, Herzrhythmusstörungen
- Infektanfälligkeit
- Schlafstörungen
- Wassereinlagerungen, Gewichtszunahme

Nicht selten werden zu Beginn der Hashimoto-Erkrankung erhöhte Leberwerte festgestellt. Das Leaky-Gut-Syndrom trägt zusätzlich zu einer erhöhten Toxinbelastung bei, da die aufgenommenen Schadstoffe nicht vollständig mit dem Stuhl ausgeschieden werden, sondern durch die durchlässige Darmschleimhaut zum Teil in den Blutkreislauf gelangen. Zudem produzieren bei einer Dysbiose Kolibakterien im Darm Gifte, die ebenso über das Blut in unseren Körper gelangen. Die Leber muss diese zusätzlichen Toxine auffangen und entsorgen. Ein Teil der Giftstoffe wird über die Nieren und den Urin ausgeschieden, der Rest landet über Leber und Galle wieder im Darm. Vielleicht ahnen Sie es schon, hier beginnt ein kleiner Teufelskreis.

Welche Gifte belasten uns im Alltag?

Es gibt eine Reihe von Schadstoffen und Giften, die uns täglich in Hülle und Fülle begegnen. Grob zusammengefasst gehören hierzu:

- Xenoöstrogene (hormonell aktive Substanzen in der Umwelt)
- Lösemittelwirkstoffe in Klebstoffen, Farben und Lacken
- Autoabgase, Feinstaub, Tabakrauch
- Pestizide in Nahrungsmitteln und Kleidung
- Schimmel
- Schwermetalle wie Quecksilber, Blei, Arsen und Cadmium

Was Sie tun können

Einigen Schadstoffbelastungen können wir nicht ausweichen. Sie können jedoch in Ihrem Umfeld einige Änderungen vornehmen, um die Belastung mit Toxinen etwas zu verringern.

Meiden Sie Xenoöstrogene

Xenoöstrogene sind chemische Substanzen, die im Körper wie das Geschlechtshormon Östrogen wirken. Dies kann unter anderem zu einem erhöhten Bedarf an Schilddrüsenhormonen führen, denn die T3-Rezeptoren werden durch Xenoöstrogene blockiert und unwirksam gemacht. Diabetes, Fettleibigkeit, hormonelle Dysbalancen, Entwicklungs- und Fruchtbarkeitsstörungen bis hin zu Krebserkrankungen werden mit Xenoöstrogenen in Verbindung gebracht.

Zu den Xenoöstrogenen gehören:
Soja-Isoflavone Diese in Soja enthaltenen sekundären Pflanzenstoffe kommen z. B. in vielen verarbeiteten Nahrungsmitteln sowie Nahrungsergänzungsmitteln vor.

BPA Bisophenol A findet sich in Plastikprodukten wie Trinkflaschen, Gefäßen und Behältern.

Phthalate Die schädlichen Weichmacher finden sich in Reinigungsmitteln, Waschmitteln, Körperpflegeprodukten, Plastikgefäßen, Seifen, Parfums. Im Handel werden Phthalate meist Duftstoffe oder Diethylphthalat genannt.

Parabene Diese chemischen Verbindungen werden als Konservierungsstoffe eingesetzt, vor allem in Kosmetikprodukten.

Triclosan Dieser antibakterielle Wirkstoff findet sich vor allem in Seifen, Deodorants, Haarsprays und Zahncremes.

- Kaufen Sie parabenfreie Kosmetik ohne Duftstoffe.
- Verzichten Sie auf Produkte mit antibakterieller Wirkung.
- Lesen Sie aufmerksam die Zutatenliste von Nahrungsmitteln und meiden Sie Soja.
- Verwenden Sie Glasflaschen oder -behälter oder verwenden Sie BPA-freie Produkte. Versuchen Sie, Küchenutensilien aus Plastik zu meiden.

Reduzieren Sie Schwermetallbelastungen
Schwermetalle können in Nahrungsmitteln, Körperpflegeprodukten, Haushaltswaren oder Zahnfüllungen enthalten sein. Schwermetalle wie Aluminium sind in vielen Deodorants und Küchenutensilien wie z. B. antihaftbeschichteten Pfannen enthalten.

Quecksilber Amalgamfüllungen können problematisch sein, denn sie enthalten giftiges Quecksilber. Auch Nahrungsmittel können Quecksilber enthalten. Vor allem Fisch, z. B. Thunfisch, ist teilweise erheblich belastet.

- Verwenden Sie aluminiumfreie Deos.
- Benutzen Sie Kochgeschirr aus Edelstahl.
- Lassen Sie nach Möglichkeit Amalgamfüllungen fachmännisch entfernen und durch andere Zahnfüllungen ersetzen.

Meiden Sie Fluorid
Fluoride hemmen körpereigene Enzyme. Sie blockieren die Jodrezeptoren und behindern so die Jodaufnahme im Körper. Dies führt unweigerlich zu einer Schilddrüsenunterfunktion.

- Benutzen Sie fluoridfreie Zahnpasta
- Verzichten Sie auf die Fluoridierung bei der Zahnarztbehandlung.

Meiden Sie Paraffine, Tenside und Emulgatoren
Tenside und Emulgatoren in Kosmetikprodukten machen die Haut durchlässiger für Schadstoffe. Paraffine (Mineralöle) verstopfen die Poren, sodass die Haut nicht mehr »atmen« kann.

- Achten Sie auf Bezeichnungen wie PEG (Polyethylenglycole), Sodium-Lauryl-Sulfat, Petrolatum und Mineral Oil und meiden Sie entsprechende Produkte.
- Steigen Sie möglichst auf Naturkosmetik um. Nutzen Sie Apps wie *ToxFox* und *Code-Check*, sie erleichtern den Produktcheck ungemein.

Reduzieren Sie Elektrosmog

- Schalten Sie Ihr Handy öfter aus. Legen Sie es nicht eingeschaltet auf den Nachttisch.
- Ziehen Sie den WLAN-Stecker, wenn Sie nicht online sind, und schalten Sie den Standby-Modus an Geräten aus.

Entgiften Sie Ihre Raumluft

- Achten Sie darauf, dass Sie umweltfreundliche Farben und Lacke verwenden. Auch Möbel können Schadstoffe ausdünsten.
- Lassen Sie Grün in Ihre Wohnung einziehen! Einige Pflanzen tragen zur Verbesserung Ihrer Raumluft bei. Dazu gehören z. B. die Efeutute, Bogenhanf und Agavengewächse.

Reduzieren Sie die Schadstoffbelastungen von Nahrung und Kleidung

- Waschen Sie neue Kleidung und Textilien immer vor dem ersten Tragen. Auch Gemüse sollten Sie gründlich waschen und mit einer Gemüsebürste putzen, um es von möglichen Pestiziden zu befreien.
- Noch wirkungsvoller reinigen Sie Ihr Gemüse so: Mischen Sie 1 Teelöffel Natron mit 1 Liter Wasser. Legen Sie das Gemüse oder Obst für 5 Minuten ins Wasser und spülen Sie es anschließend mit klarem Wasser ab. Auf Seite 51 finden Sie ein weiteres Rezept zur Gemüsereinigung.
- Kaufen Sie Nahrungsmittel nach Möglichkeit in Bioqualität, da diese nicht oder kaum belastet sind.

Diese Nahrungsmittel unterstützen Ihre Leber

Kohlgemüse wie Brokkoli, Grünkohl, Blumenkohl und Rotkohl, Mangold, Beeren, Cranberries, Melonen, Artischocken, Zwiebeln, Knoblauch, Pilze, bittere Salate wie Chicorée, Kombucha, Knochenbrühe, Rinderleber, fermentiertes Gemüse, Zitrone, Ingwer, Rosmarin, Basilikum, Kreuzkümmel, schwarzer Pfeffer, Apfelessig, Olivenöl, Kokosöl

Die Liste an Schadstoffen, die uns umgeben, lässt sich schier endlos fortsetzen. Entscheiden Sie für sich, welche der hier angeführten Anregungen Sie umsetzen möchten, um Ihrer Leber ein wenig Arbeit zu ersparen. Je mehr von außen eindringende Giftstoffe Sie reduzieren, desto besser.

Entgiftende Maßnahmen von innen

Natürlich sollten Sie Ihre Leber auch von »innen« unterstützen. Sie wissen, wie wichtig eine gute Leberfunktion für Ihre Schilddrüse ist. Jedoch sollten entgiftende Maßnahmen bei einer Autoimmunerkrankung immer mit Vorsicht durchführt werden.

Für die Ausleitung von Toxinen eignen sich wunderbar Chlorella- und Spirulina-Algen oder Chelate. Diese haben die Eigenschaft, Schwermetalle an sich zu binden und aus dem Körper zu leiten. Hierfür sind ein gut funktionierender Darm und gesunde Nebennieren unerlässlich. Wie bereits erwähnt, kann es zu erheblichen Vergiftungserscheinungen kommen, sollte Ihr Darm durchlässig sein. Zudem kann es passieren, dass Chlorella und Spirulina den Autoimmunprozess durch ihre immunstimulierenden Eigenschaften anheizen. Für eine spezielle Leberreinigung und intensive Ausleitungen sollten Sie sich unbedingt in die Hände eines erfahrenen Therapeuten begeben.

Sanfte Entgiftungsmaßnahmen hingegen können Sie allein vornehmen. Im Folgenden möchte ich Ihnen einige Maßnahmen und

Mittel vorstellen, die gerade bei Hashimoto Ihre Symptome lindern und zu Ihrem Wohlbefinden beitragen können.

Leberentgiftung durch Ernährung

Mit den Ernährungsgrundlagen, die Sie in den vorigen beiden Kapiteln kennengelernt haben, setzen Sie bereits einen guten Grundstein zur Entlastung Ihrer Leber. Die Leber benötigt für eine gut funktionierende Entgiftungsleistung Aminosäuren (die Bausteine der Proteine), Antioxidanzien und B-Vitamine. Von reinen mehrtägigen Saftkuren zur Entgiftung rate ich Ihnen ab, da diesen wichtige Aminosäuren zur vollständigen Ausleitung von Toxinen fehlen. Dieser Mangel macht sich dann durch Symptome wie Kopfschmerzen, Erschöpfung, Benommenheit und Muskelschmerzen bemerkbar.

Grundlegend sollten Sie, wenn Sie Ihre Leber entlasten möchten, auf Folgendes achten:

- Schränken Sie Ihren Fischkonsum ein, wenn Sie nicht genau wissen, woher der Fisch stammt. Fisch kann erheblich mit Schwermetallen belastet sein.
- Sorgen Sie für einen gesunden Darm, um Toxine sicher ausleiten zu können.
- Die Leber freut sich über den Verzicht auf Alkohol, Koffein, Zucker, Soja, Gluten.

Viel trinken

Eine ausreichende Flüssigkeitszufuhr ist nötig, um Giftstoffe aus dem Körper zu schwemmen. Trinken Sie täglich mindestens 1,5 bis 2 Liter stilles Wasser oder Kräutertee. Besonders Tee aus Wildkräutern wie Löwenzahn, Brennnessel, Mariendistel, Birkenblättern, Kamille, Pfefferminze, Berberitze und Beifuß tun der Leber gut.

Eine Wohltat für die Leber: Zitronenwasser
Die antibakterielle und entzündungshemmende Wirkung von Zitronenwasser ist Ihnen sicher bekannt. Nicht ohne Grund trinken wir heiße Zitrone zur Unterstützung des Immunsystems, wenn wir erkältet sind. Lauwarmes Zitronenwasser (Seite 47) hilft wunderbar bei der Entgiftung und regt den Lymphfluss an. Mit dem üppigen Gehalt an Vitamin C unterstützt es gleichzeitig die Nebennieren. Fühlen Sie sich morgens müde und schlapp, kann Zitronenwasser Ihnen zu einem morgendlichen Energieschub verhelfen. Ganz ohne Koffein!

Zitrone regt außerdem die Produktion von Magensäure an, was die Aufnahme der Schilddrüsenhormone bei Hashimoto verbessern kann. Nehmen Sie daher Ihre Schilddrüsenhormone bevorzugt mit warmem Zitronenwasser ein – so sorgen Sie für eine optimale Resorption der Hormone.

Kurkuma

Kurkuma wurde bereits an verschiedenen Stellen in diesem Buch erwähnt. Mit ihren entzündungshemmenden, antioxidativen, antibakteriellen und antiviralen Eigenschaften hilft sie bei der Entgiftung von Metallen und Toxinen. In Verbindung mit schwarzem Pfeffer wirkt Kurkuma noch besser: Das Piperin im Pfeffer erhöht die Bioverfügbarkeit,

ACHTUNG

Zitronensäure kann den Zahnschmelz angreifen. Trinken Sie daher Zitronenwasser am besten mit einem Strohhalm. Spülen Sie den Mund nach dem Trinken mit klarem Wasser aus.

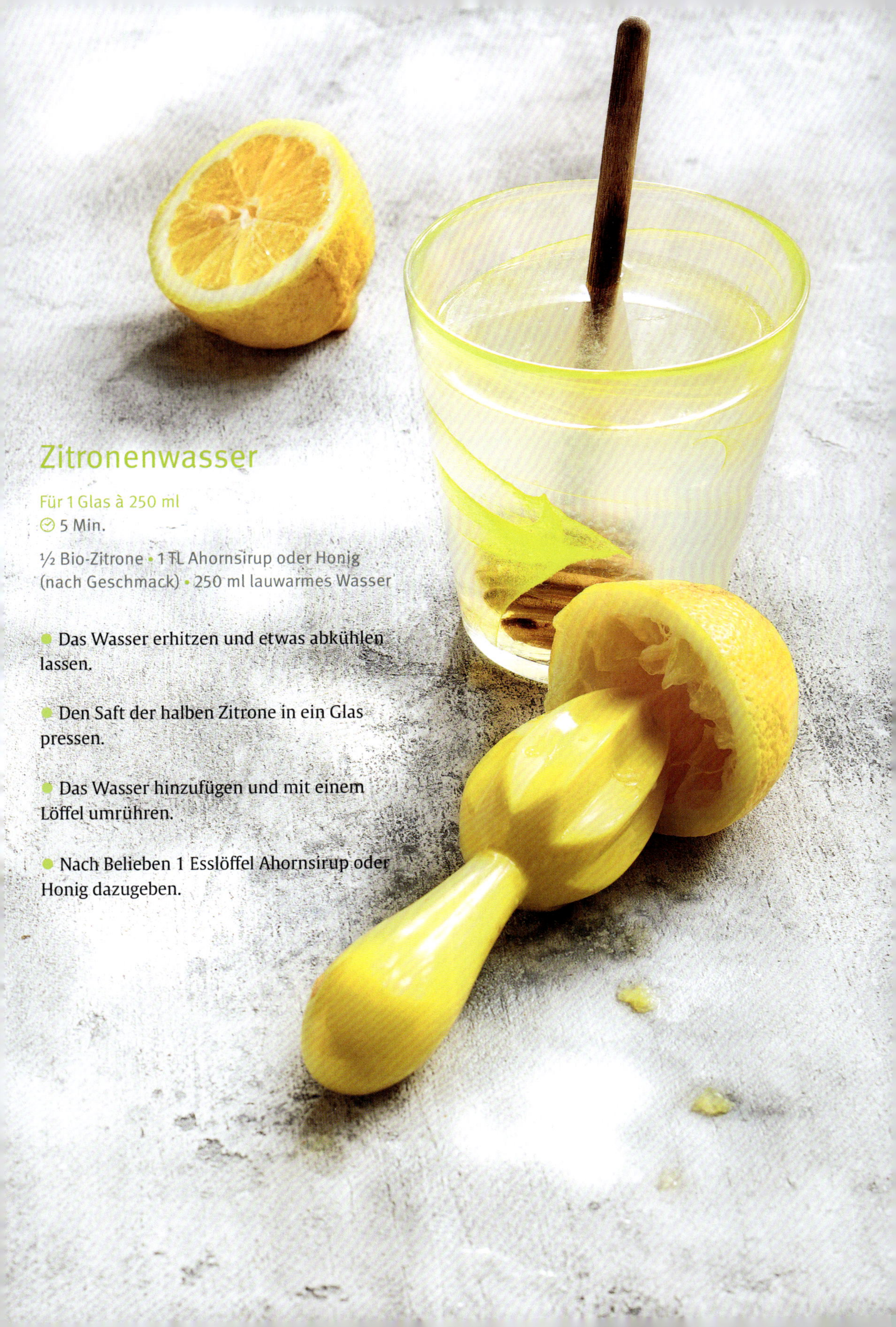

Zitronenwasser

Für 1 Glas à 250 ml
5 Min.

½ Bio-Zitrone • 1 TL Ahornsirup oder Honig (nach Geschmack) • 250 ml lauwarmes Wasser

- Das Wasser erhitzen und etwas abkühlen lassen.
- Den Saft der halben Zitrone in ein Glas pressen.
- Das Wasser hinzufügen und mit einem Löffel umrühren.
- Nach Belieben 1 Esslöffel Ahornsirup oder Honig dazugeben.

Ihr Körper kann so das Kurkumin besser aufnehmen und verwerten.

Verwenden Sie Kurkuma frisch oder gemahlen als Gewürz, als Zusatz in Ihrem Smoothie oder nehmen Sie sie in Kapselform ein.

Koriander

Koriander bindet bestimmte Toxine und unterstützt ihre Ausscheidung aus dem Körper. Zur sanften Unterstützung der Entgiftung verwenden Sie frischen Koriander zum Würzen. In therapeutischen Mengen, d.h. in konzentrierter Form, soll Koriander helfen, Quecksilber aus dem Gehirn zu lösen, da er die Blut-Hirn-Schranke überwinden kann. Dies sollten Sie jedoch nie in Eigenregie vornehmen.

Mariendistel

Mariendistel ist die wahrscheinlich bekannteste Pflanze zur Heilung der Leber. Sie hat nicht nur eine schützende Wirkung auf unser Entgiftungsorgan, sondern sorgt auch für eine schnelle Heilung bereits geschädigter Leberzellen und unterstützt die Reinigung von Leber und Galle. Zudem wirkt Mariendistel entzündungshemmend und bietet Schutz vor freien Radikalen, Alkohol, Pilzen und Schadstoffen. Trinken Sie Mariendisteltee oder nehmen Sie Trockenextrakt aus Mariendistelsamen in Kapselform ein. Achten Sie dabei auf einen Sylimarinanteil (Anteil des Wirkstoffkomplexes aus der Mariendistel) von 80 Prozent.

Artischocke

Artischocken können das Lebergewebe regenerieren und unterstützen die Entgiftung. Die Produktion von Gallenflüssigkeit wird durch sie gefördert, die Verdauung angeregt. Nehmen Sie Artischocke als Trockenextrakt in Kapselform oder als Saft ein.

Löwenzahn

Löwenzahn trägt ebenfalls zur Produktion der Gallenflüssigkeit bei. Darüber hinaus verhindert er Leberentzündungen und beugt überschüssigen Flüssigkeitsansammlungen im Lebergewebe vor. Trinken Sie Löwenzahntee, Löwenzahnsaft oder nehmen Sie die Blätter als Trockenextrakt in Kapselform ein.

Bitterstoffe wie Mariendistel, Artischocke und Löwenzahn erhalten Sie auch kombiniert in Saft- oder Kapselform.

Bentonit/Zeolith

Bentonit und Zeolith sind Mineralerden, die Toxine an sich binden, ohne vom Körper aufgenommen zu werden. Gleichzeitig saugen sie auch Bakterien, Viren, Parasiten und Pestizide auf, sodass diese mit dem Stuhl ausgeschieden werden. Bentonit hat außerdem die Eigenschaft, einen schützenden Film über den Schleimhäuten des Magen-Darm-Traktes zu bilden. Bei der Einnahme von Mineralerde sollten Sie darauf achten, einen ausreichenden Abstand (ca. zwei Stunden) zur Einnahme von Medikamenten einzuhalten, da auch diese durch sie gebunden werden. Mineralerde erhalten Sie als Pulver für die Zubereitung als Getränk und in Kapselform.

N-Acetylcystein

N-Acetylcystein (eine Vorstufe der Aminosäure Cystein) wird vom Körper in Glutathion umgewandelt. Glutathion benötigen wir für ein gesundes Zellwachstum und zur Abwehr freier Radikale. Es hilft der Leber, giftige Substanzen wie z. B. Schwermetalle zu zersetzen und zu regenerieren. Gleichzeitig unterstützt es die Heilung der durchlässigen Darmschleimhaut und trägt zur Senkung der Schilddrüsen-Antikörper bei. Nehmen Sie es als Nahrungsergänzung in Kapselform ein.

Alpha-Liponsäure

Alpha-Liponsäure ist eine schwefelhaltige Fettsäure, die Toxine bindet und ihre negative Wirkung hemmt. Sie erhöht die Glutathionproduktion und gehört zu den hochwirkungsvollen Antioxidanzien. So schützt sie unsere Zellen und trägt zur Regeneration geschädigter Nerven bei. Nehmen Sie Alpha-Liponsäure als Nahrungsergänzung in Kapselform.

Aminosäuren

Aminosäuren gewinnen wir aus der Aufspaltung von Proteinen. Sie sind wichtig für den Aufbau und die Reparatur von Zellen und enorm wichtig für die Entgiftungsleistung der Leber. Probleme mit der Verdauung von Proteinen können den Körper belasten, was den Entgiftungs- und Heilungsprozess behindert. Hilft Ihnen die Anregung der Magensäureproduktion durch natürliche Mittel wie Apfelessig oder Zitronenwasser nicht und führt auch die Einnahme von Betainen (Seite 68) nicht zum Erfolg, um Protein besser zu verdauen, können reine Aminosäuren als Nahrungsergänzungsmittel vorübergehend hilfreich sein. Sie sind leicht vom Körper aufzunehmen und zu verwerten. Es entstehen keine Stickstoffabfälle, die die Leber entsorgen muss. Aminosäuren erhalten Sie in Pulver- oder Tablettenform.

MSM

MSM (Abkürzung für Methylsulfonylmethan) ist eine organische Schwefelverbindung, die eine schmerzlindernde und entgiftende Wirkung hat. Es kann hilfreich bei Entzündungen, Allergien und Hautausschlägen sein. Sie erhalten es als Nahrungsergänzung in Kapselform.

Selen

Das Spurenelement Selen ist nicht nur wichtig für die Umwandlung der Schilddrüsenhormone, sondern senkt auch die Entzündungsreaktionen im Körper. Nehmen Sie täglich 200 Mikrogramm Natriumselenit in Tablettenform zu sich.

Magnesium

Magnesium ist wichtig für die Entgiftungsleistung der Leber. Mit der Ausleitung von Toxinen steigt Ihr Magnesiumbedarf. Unterstützen Sie Ihren Körper daher mit hochwertigen Ergänzungsmitteln wie Magnesiumcitrat.

Die Vitamine A, C und E

Bei der Entgiftung und Reinigung durch die Leber entstehen viele freie Radikale, die das Lebergewebe schädigen können. Antioxidanzien sind hier besonders wichtig, um die freien Radikale zu neutralisieren. Die Vitamine A, C und E haben hier einen hohen Stellenwert.

Natürlich müssen Sie nicht alle erwähnten Mittel einnehmen, um Ihre Leber beim Entgiften zu unterstützen. Besprechen Sie sich diesbezüglich am besten mit Ihrem behandelnden Arzt oder Heilpraktiker.

Es gibt neben der Ernährung noch weitere Möglichkeiten, der Leber Gutes zu tun:

Entgiften durch Schwitzen

Saunagänge oder ein heißes Bad eignen sich hervorragend, um die Entgiftungstätigkeit zu unterstützen und zu beschleunigen. Kommen Sie ins Schwitzen, befördert dies Toxine über den Schweiß schneller aus dem Körper. Wenn Sie sich dabei körperlich nicht wohlfühlen, sollten Sie es allerdings unterlassen. Nach einem Saunagang oder heißen Bad sollten Sie sich energiegeladen und nicht müde fühlen.

Bringen Sie Ihr Lymphsystem in Schwung

Unser Lymphsystem ist das Klärwerk in unserem Körper. Es filtert Gifte, Schadstoffe, Schlacken, Viren, Bakterien und entartete Zellen. Um den Lymphfluss anzuregen, der für den Abtransport der Giftstoffe unerlässlich ist, können Sie auf einem kleinen Trampolin wippende Bewegungen ausführen, aber natürlich auch nach Lust und Laune hüpfen! Auch Yoga, tiefe Atmung und Bürstenmassagen bringen Ihr Lymphsystem in Schwung.

Rezepte für alternative Reinigungsmittel

Um die Giftstoffe in den handelsüblichen Reinigungsmitteln zu vermeiden, können Sie auf einfache und milde Hausmittel zurückgreifen, die genauso wirksam sind. So ist z. B. Natron, auch als Backpulver bekannt, ein gutes Scheuermittel, das Verkrustungen entfernt. Essig beseitigt Fett- und Kalkreste, Zitronensaft rückt Fett- und Kalkresten zuleibe und sorgt zusätzlich für einen frischen Duft.

Probieren Sie auch folgende Do-it-yourself-Hausmittel aus:

Allzweckreiniger
Sie benötigen:
- 1 TL Natron
- 1 TL geriebene Kernseife
- 250 ml warmes Wasser
- 1 Spritzer Zitronensaft
- 5 Tropfen ätherisches Öl (z. B. Teebaumöl oder Lavendelöl)

Die Kernseife im warmen Wasser mit Hilfe eines Schneebesens auflösen. Restliche Zutaten hinzufügen und verrühren. Abkühlen lassen und in eine Sprühflasche füllen. Vor der Anwendung gut schütteln.

Geschirrspülmittel
Sie benötigen:
- Saft von 3 Zitronen
- 1 Tasse Salz
- 1 Tasse Essig
- 1 ½ Tassen Wasser

Alle Zutaten mischen und 10 Minuten unter Rühren kochen. Warm in ein Glasgefäß füllen.

Reiniger für Waschbecken, Badewanne, Fliesen
Sie benötigen:
- ½ Tasse Backpulver
- 2-3 EL Essig

Eine Paste anrühren, eine kleine Menge davon auf ein weiches Tuch geben und damit die Oberflächen abreiben.

Gemüsereiniger

befreit Obst und Gemüse von eventuellen Schadstoffen.

1 EL Zitronensaft • 1 EL Tafelessig • 1 Tasse abgekochtes, abgekühltes Wasser

- Zitronensaft, Essig und Wasser mischen.
- Die Mischung in eine Sprühflasche geben.
- Obst und Gemüse damit besprühen und kurz einwirken lassen.
- Alles mit dem Gemüsebürstchen nachbürsten und abschließend mit klarem Wasser abspülen.

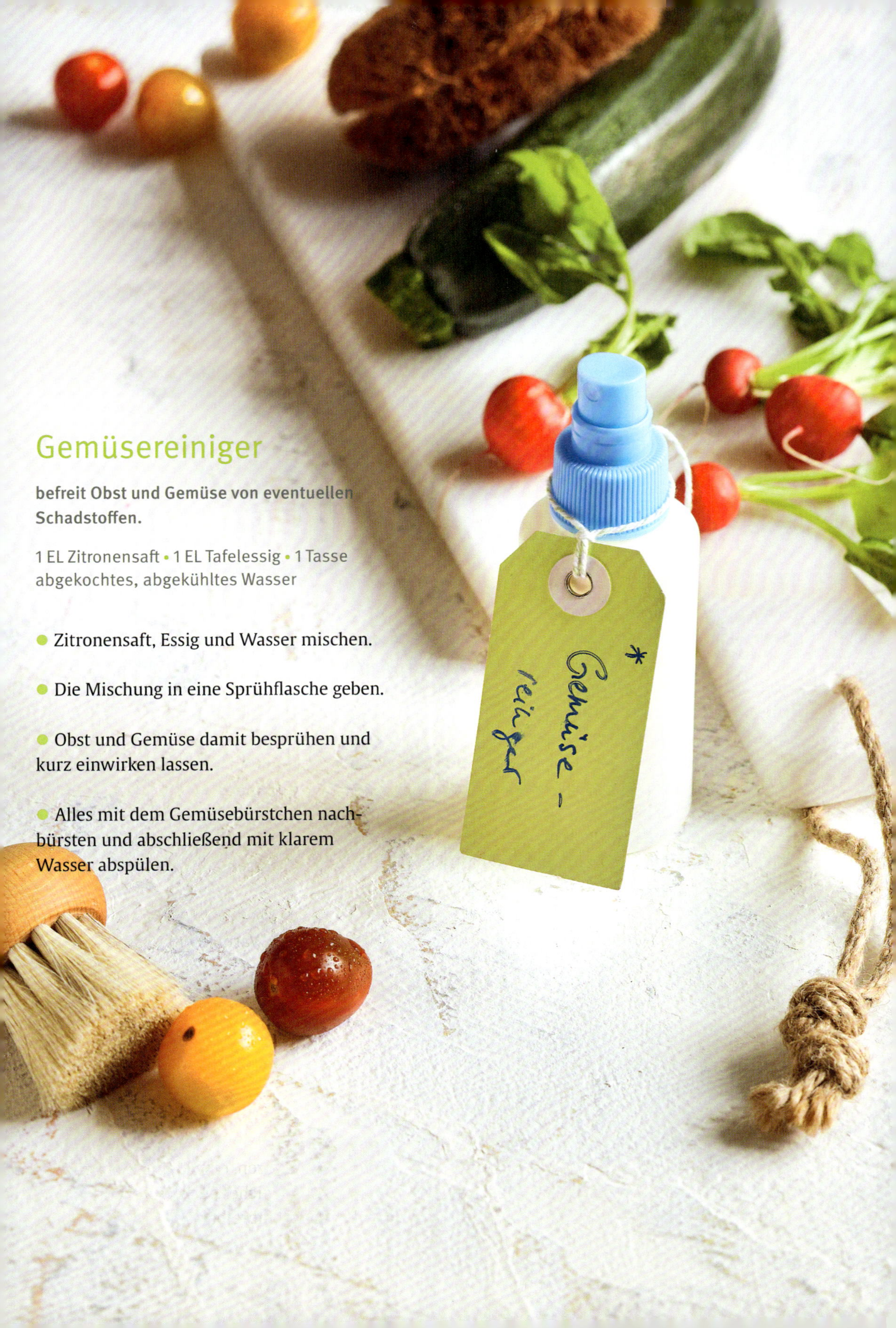

Abnehmen mit Hashimoto

Zweifelsohne ist die oft unkontrollierbare Gewichtszunahme eine der unangenehmsten Begleiterscheinungen von Hashimoto. Was können wir dagegen tun?

Nicht selten hat man als Hashimoto-Erkrankte innerhalb kürzester Zeit etliche Kilos mehr auf den Rippen. Diese belasten nicht nur die Gesundheit, sondern vor allem die Psyche. Vielleicht sind auch Sie schon einmal an dem Versuch, Gewicht zu verlieren, gescheitert. Viele Betroffene bekommen dann den wohlwollenden Ratschlag, einfach weniger zu essen. Verzweifelt mümmeln sie nur noch an einem kleinen Salatblatt und trotzdem halten sich die Speckröllchen hartnäckig.

Warum ist es so schwierig, die Kilos wieder loszuwerden?

Zunächst müssen Sie sich bewusst machen, dass Sie an einer Autoimmunerkrankung leiden, d. h., Ihr Immunsystem greift den eigenen Körper an. Verschiedene Faktoren haben Sie in diese Situation gebracht und letztlich auch zu einer Gewichtszunahme geführt. Doch welches sind die Gründe für die Gewichtszunahme?

Die Schilddrüsenunterfunktion

Den sicherlich größten Anteil an der Gewichtszunahme hat die Unterfunktion der Schilddrüse. Da die Schilddrüse langsam zerstört wird, ist sie nicht mehr in der Lage, ihre Funktionen ordnungsgemäß auszuführen. Hierunter leidet unter anderem der Stoffwechsel, dessen Aktivität sich um bis zu 15 Prozent reduzieren kann. Es werden also weniger Kalorien verbrannt. Gleichzeitig werden wir durch diese Unterfunktion insgesamt träge und verlieren den Antrieb, uns zu bewegen. Ein Mangel an Bewegung sowie der Autoimmunprozess selbst führen zu einem Verlust von Muskulatur. Dies zieht eine weitere Herabsetzung des täglichen Kalorienbedarfs nach sich. Ändern Sie ihr Essverhalten in dieser Zeit nicht, wird das Gewicht stetig steigen.

Wird nun mit der Einnahme von Schilddrüsenhormonen begonnen, erfolgt meist die Ernüchterung. Denn das Einnehmen der Hormone hat nicht automatisch eine Gewichtsabnahme zur Folge. Ihrer Schilddrüse

stehen durch die Medikamente zwar wieder mehr Hormone zur Verfügung, jedoch bleibt durch den Muskelverlust ein erniedrigter Grundumsatz bestehen.

Überlastete und geschwächte Nebennieren

Eine Gewichtszunahme ist zwangsläufig mit der Einlagerung von Fett verbunden. Vor allem Bauchfett kann hormonell aktiv werden und Entzündungen verursachen. Dies lässt unseren Hormonhaushalt noch mehr in Schieflage geraten.

Leiden wir zudem unter chronischem Stress, der allein schon durch das Autoimmungeschehen gegeben sein kann, gesellt sich eine Erhöhung des Stresshormons Cortisol dazu. Ein erhöhter Cortisolspiegel sorgt nicht nur für den Abbau von Muskulatur, sondern auch für einen gesteigerten Appetit bis hin zu Heißhungerattacken, was wiederum zu einer höheren Kalorienaufnahme führt. Nicht abgebautes Cortisol wird in Form von Fett in der Leber und vermehrt in der Bauchregion eingelagert.

Ein erhöhter Cortisolspiegel führt zu Heißhungerattacken

Für die Produktion von Cortisol sind unsere Nebennieren verantwortlich. Neben Cortisol und dessen Gegenspieler DHEA (einem Steroidhormon) bilden sie die lebensnotwendigen Hormone Dopamin, Noradrenalin und Adrenalin, die für kurzfristige Stressreaktionen (z. B. die Flucht) gebraucht werden. Bei langfristigen Stressphasen kommen Cortisol und DHEA zum Einsatz. Als wichtige Hormonachse sind die Nebennieren also u.a. für die Kampf- oder Flucht-Reaktion zuständig.

Stehen die Nebennieren unter Dauerstress, wird ihre Funktion geschwächt. Zu Beginn steigt der Cortisolspiegel und bleibt auf einem hohen Niveau, bis er in einer späteren Phase der Erschöpfung dauerhaft zu niedrig bleibt. Die Produktion sämtlicher Hormone ist nun stark eingeschränkt.

Was verstehen wir unter dem Grundumsatz und dem Leistungsumsatz?

Der Grundumsatz ist die Energiemenge (in Kalorien), die der Körper pro Tag in Ruhe zur Aufrechterhaltung aller Körperfunktionen benötigt.
Der Leistungsumsatz ist die Energie, die der Körper pro Tag zusätzlich zum Grundumsatz für körperliche Aktivitäten benötigt.
Der Gesamtumsatz ergibt sich aus Grundumsatz plus Leistungsumsatz.

Die Symptome einer Nebennierenschwäche ähneln jenen einer Schilddrüsenunterfunktion und sind deshalb nicht immer eindeutig zu identifizieren:

- ständige Müdigkeit, Erschöpfung, Libidoverlust
- wenig erholsamer Schlaf, Schlafstörungen
- zunehmende Lebensmittelunverträglichkeiten, Allergien
- trockene Haut, Ekzeme, Haarausfall
- Gewichtszunahme
- Gelenkschmerzen
- häufiger Harndrang
- kalte Hände und Füße
- Schmerzen im unteren Rücken
- niedriger Blutdruck, Schwindel beim Aufstehen
- niedriger Blutzucker, Blutzuckerschwankungen

Wie lässt sich eine Nebennierenschwäche feststellen?
Mit Hilfe eines Speicheltests lässt sich das Cortisolprofil ganz einfach bestimmen: Einen solchen Speicheltest erhalten Sie in der Apotheke, Sie können ihn auch online bestellen. Anschließend erhalten Sie eine detaillierte Auswertung mit einer entsprechenden Behandlungsempfehlung.

Es gibt verschiedene Maßnahmen, wie Ihre Nebennieren wieder regenerieren können (Seite 56).

Entzündungen

Entzündungen sind per se nicht schlecht für unseren Körper. Nach einem Schnitt in den Finger sorgt eine Entzündung für die Reparatur und Heilung der Wunde. Unser Immunsystem löst eine Abwehrreaktion aus, wenn es einen Fremdstoff oder Gewebeschaden entdeckt. Es kommt zu einer Rötung, Schwellung und zu Schmerzen. Hieran sind akute Entzündungen leicht zu erkennen. Chronische Entzündungen im Körper bleiben oft eine lange Zeit unentdeckt. Häufig ist man sich einer bestehenden Entzündung gar nicht bewusst.

Der chronische Entzündungsprozess hindert uns daran, Gewicht zu verlieren, und begünstigt die Einlagerung von Wasser im Gewebe. In Verbindung mit Hashimoto schlummern Entzündungen häufig im Darm, verursacht durch Nahrungsmittelunverträglichkeiten, Zuckerkonsum, Zusatzstoffe und verarbeitete Lebensmittel. Eine durchlässige Darmwand begünstigt Entzündungen im gesamten Körper.

Darm- und Lebergesundheit

Wie Sie bereits im Kapitel über die Darmgesundheit (Seite 34) erfahren haben, spielt der Darm eine große Rolle bei Gewichtsschwankungen. Eine gestörte Darmflora trägt zur Gewichtszunahme bei, indem die »falschen« Bakterien in Ihrem Darm hausen. Unverträgliche Lebensmittel reizen und zerstören die Darmschleimhaut. Wird sie durchlässig (Leaky-Gut-Syndrom), reagiert unser Immunsystem, Entzündungen entstehen. Ist unser Darm nicht mehr intakt, leidet die Aufnahme und Umwandlung der Schilddrüsenhormone. Immerhin werden in unserem Darm 20 Prozent dieser Hormone in das stoffwechselaktive Hormon T3 umgewandelt.

Auch die Leber ist maßgeblich an der Umwandlung unserer Schilddrüsenhormone beteiligt. Ist sie durch hohe Toxinbelastungen überfordert, leidet unser Stoffwechsel und wir lagern Schlacken und Giftstoffe in Form von Fettpölsterchen wie Cellulite ein.

Nährstoffmängel

Aufgrund des Überangebots an Nahrung in unserer heutigen Zeit gehen wir davon aus, mit allen Nährstoffen ausreichend versorgt zu sein. Dies ist jedoch nicht immer der Fall: Wir nehmen in der Regel viel Energie auf, die jedoch häufig äußerst nährstoffarm beschaffen ist.

Hashimoto wird zum Teil durch Mikronährstoffmängel ausgelöst und hat weitere Nährstoffmängel zur Folge. Der Körper speichert daher alles, was er bekommen kann, um die Mängel irgendwie auszugleichen. Dies kann die Gewichtsabnahme ungemein erschweren.

Die für Sie wichtigen Vitamine und Mikronährstoffe (Seite 25 ff.) haben Sie bereits kurz kennengelernt. Ihre jeweiligen Werte lassen sich im Blut bestimmen – bitten Sie Ihren Arzt darum (gegebenenfalls müssen Sie die Kosten in Eigenleistung tragen). Stellen sich größere Nährstoffmängel heraus, sollten Sie unter ärztlicher Aufsicht qualitativ hochwertige Nahrungsergänzungsmittel einnehmen.

Sie haben nun erfahren, welche Faktoren eine Gewichtszunahme bei Hashimoto begünstigen. Dies sind, wie Sie gesehen haben, sehr komplexe Vorgänge. Doch wie können Sie nun weiter vorgehen?

Was können Sie tun, um abzunehmen?

Um Gewicht zu verlieren, ist es notwendig, weniger Kalorien aufzunehmen, als der Körper am Tag verbrennt. Dieses sogenannte »Kaloriendefizit« ist eine allgemeingültige Formel und das »Geheimnis« aller Diäten, die Sie auf dem Markt finden.

Durch den bei Hashimoto oft beeinträchtigten Stoffwechsel ist es unter Umständen nötig, ein recht hohes Kaloriendefizit zu erzeugen. Das veranlasst die Nebennieren, verstärkt zu arbeiten. Dem Körper wird eine Art »Hungersnot« signalisiert, als Folge davon wird der Cortisolspiegel hochgefahren. Das passiert auch bei einer sehr geringen Zufuhr von Kohlenhydraten. Durch die Erhöhung unseres Cortisolspiegels sind wir zunächst wacher und leistungsfähiger und deshalb in der Lage, auch in »mageren« Zeiten noch Nahrung zu beschaffen. So hat es die Natur sehr clever für uns vorgesehen. Sind Ihre Nebennieren jedoch bereits geschwächt, kann ein Kaloriendefizit Ihren Gesundheitszustand erheblich verschlechtern. Ihre Schilddrüsenwerte können absinken. So nehmen Sie womöglich weiterhin zu, obwohl Sie viel weniger essen.

Bevor Sie also weniger Kalorien zu sich nehmen, sollten Sie sich und Ihren Körper erst einmal wieder »ins Gleichgewicht« bringen. Eine Kalorienreduktion bedeutet immer auch Stress für Ihren Körper. Diesen sollten Sie ihm nur bei einer gut eingestellten Schilddrüse und ausgeglichenen Nebennieren zumuten.

Aber verzweifeln Sie nicht – eine Ernährungsumstellung kann allein schon sehr viel bewirken. Hier purzeln die Pfunde, ohne dass Sie hungern müssen. Mit der Elimination, d. h. dem Ausschluss von unverträglichen Lebensmitteln, werden Sie Erfolge verzeichnen, Entzündungen werden abklingen. Das Wiedererlangen Ihrer Gesundheit sollte an erster Stelle stehen. Hierfür ist es notwendig, den Körper mit einer nährstoffreichen Ernährung zu versorgen. Wie gehen Sie nun vor?

Die richtige Schilddrüseneinstellung

Die richtige hormonelle Einstellung ist das A und O für die Gewichtsabnahme. Mit einer bestehenden Schilddrüsenunterfunktion ist es definitiv schwieriger, Gewicht zu verlieren. Kennen Sie Ihre Werte? Lassen Sie sich Laborbefunde immer aushändigen. Mein Tipp: Notieren Sie zu den Werten jeweils Ihr Befinden, so haben Sie eine gute Verlaufskontrolle.

Liegen die freien Werte (fT3 und fT4, Seite 15) über 50 Prozent und der TSH unter 1? Die meisten Betroffenen fühlen sich im oberen Drittel (ab 66 Prozent) am wohlsten. Dabei handelt es sich natürlich um grobe Richtwerte, die von Mensch zu Mensch variieren können. Auch mit niedrigeren freien Werten können Sie sich durchaus wohlfühlen. Hilfreiche Rechner zur Umrechnung der Schilddrüsenwerte finden Sie im Internet.

Nebennieren in Balance bringen

Die gute Nachricht: Geschwächte Nebennieren können sich erholen – dies kann jedoch einige Zeit dauern.

In erster Linie sollten Sie Stress reduzieren. Haben Sie Probleme mit Ihrem Partner oder einen stressigen Job? Überdenken Sie Ihre Lebensweise. Was möchten Sie eventuell an Ihrem Leben ändern? Entspannen Sie regelmäßig: Machen Sie Yoga, gehen Sie spazieren und legen Sie sich hin, wenn Sie tagsüber müde sind.

Gehen Sie rechtzeitig zu Bett. Die Nebennieren haben in der Zeit zwischen 23 und 1 Uhr noch einmal viel zu leisten, denn sie sind für die Regeneration unseres Körpers zuständig. Schlafen Sie, wenn möglich, bis 8 Uhr am Morgen. Der Cortisolspiegel steigt zwischen 6 und 8 Uhr steil an, um uns aufzuwecken. Bei einer Nebennierenschwäche kann dieser morgendliche Anstieg geringer ausfallen, sodass es Ihnen schwerfällt, morgens in die Gänge zu kommen. Schlafstörungen können auf einen zu hohen Cortisolspiegel in der Nacht hinweisen.

Die geeignete Ernährung bei geschwächten Nebennieren

Durch die Ernährung können Sie Einfluss auf Ihren Cortisolspiegel nehmen. Die Nebennieren freuen sich über Proteine, gute Fette, viel Gemüse (die Hälfte davon als Rohkost) und eine kleine Menge gesunder Kohlenhydrate. Essen Sie Obst nur in Maßen zu einer Mahlzeit. Wenn Sie an geschwächten Nebennieren und Blutzuckerschwankungen leiden, kann Ihr Körper aufgrund des niedrigeren Cortisolspiegels schlechter mit Fruchtzucker am Morgen umgehen. Salzen Sie Ihr Essen ausreichend, wenn Sie unter niedrigem Blutdruck leiden.

Achten Sie auf einen stabilen Blutzucker. Dieser unterstützt die Regeneration, sodass die Nebennieren weniger arbeiten müssen. Zucker und schlechte Kohlenhydrate lassen Cortisol als Gegenspieler von Insulin steil ansteigen. Essen Sie bevorzugt Kohlenhydrate, die langsam vom Körper aufgenommen werden, besonders Gemüse. Stärkehaltige Kohlenhydrate wie (Süß-)Kartoffeln oder Vollkornreis sollten Sie hauptsächlich abends verzehren. So sind Sie über Nacht ausreichend mit Kohlenhydraten versorgt. Eine gestörte Cortisolproduktion zieht Blutzuckerschwankungen nach sich. In der Nacht kann es so zu Unterzuckerungen kommen. Diese machen sich durch Erwachen, Herzklopfen, Schweißausbrüche und Albträume bemerkbar.

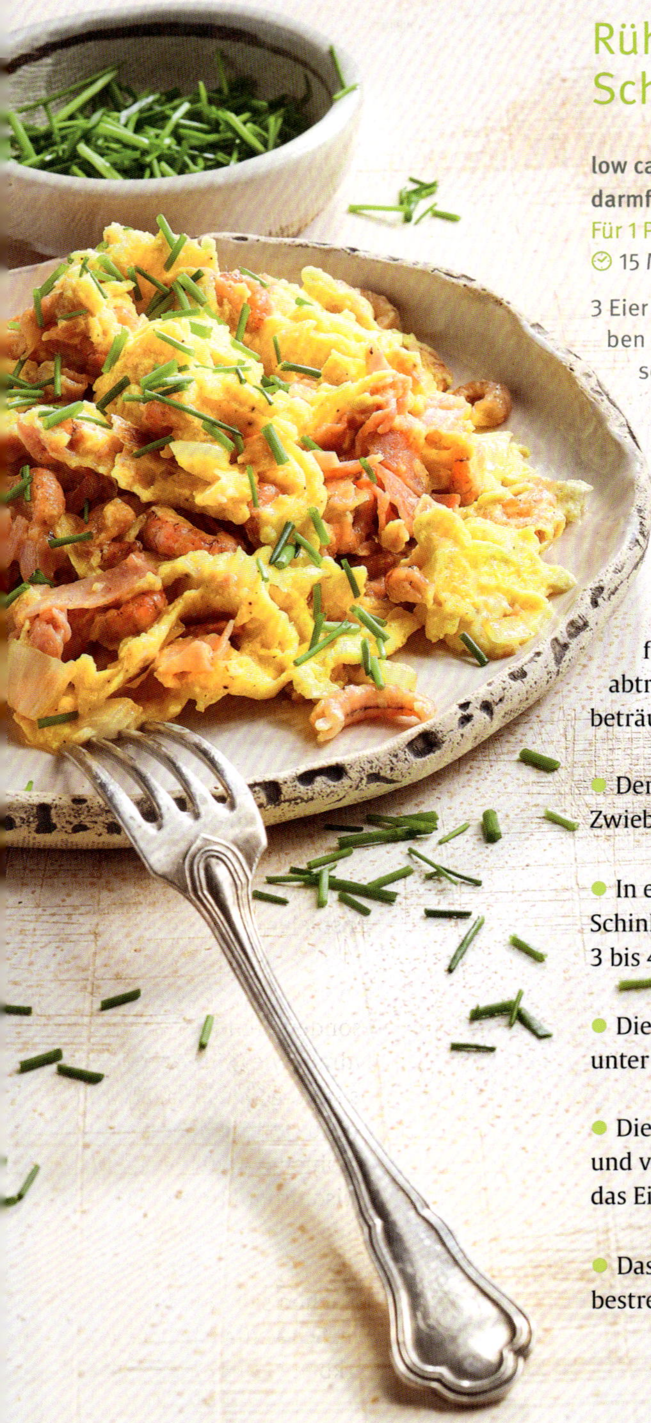

Rührei mit Krabben und Schinken

low carb, nebennierenfreundlich, darmfreundlich

Für 1 Person

15 Min.

3 Eier • Salz und Pfeffer • 100 g Nordseekrabben • 1 EL Zitronensaft • 2 Scheiben Kochschinken • ½ Zwiebel • 1 TL Öl • ¼ Bund Schnittlauch

- Die Eier in einer Schüssel mit Salz und Pfeffer würzen und verquirlen.
- Die Krabben in einem Sieb unter fließend kaltem Wasser abbrausen, abtropfen lassen und mit Zitronensaft beträufeln.
- Den Schinken in Streifen schneiden, die Zwiebeln klein hacken.
- In einer Pfanne das Öl erhitzen. Den Schinken und die Zwiebeln dazugeben und 3 bis 4 Minuten braten.
- Die Krabben hinzufügen und 1 Minute unter Rühren mitbraten.
- Die Eier dazugeben, kurz anstocken lassen und vorsichtig verrühren, weiterbraten, bis das Ei vollständig gestockt ist.
- Das Rührei mit gehacktem Schnittlauch bestreuen und servieren.

Frühstücken Sie morgens, möglichst vor 10 Uhr, nur eine kleine Menge Kohlenhydrate, wie z. B. Rührei mit Krabben und Schinken (Seite 57), dazu rohes Gemüse und eine Handvoll Beeren. Abends darf die Portion an Kohlenhydraten größer ausfallen. Als Richtwert gelten ca. 3 mittelgroße Kartoffeln oder ca. 120 g gekochter Reis. Fasten Sie nicht und lassen Sie keine Mahlzeit ausfallen. Verzichten Sie auf Kaffee oder Cola. Koffein »pusht« die Nebennieren, sodass Ihr Stresspegel noch weiter ansteigt.

Zur Unterstützung der Nebennieren eignen sich folgende Ergänzungsmittel:

- Vitamin C, Vitamin E
- Magnesium
- Vitamin B als Komplex, vor allem aber Vitamin B_5
- Aminosäuren
- Adaptogene (stressmildernde Pflanzenwirkstoffe) wie Winterkirsche, Rosenwurz, Amerikanischer Ginseng
- Süßholzwurzel
- Zimt, Ingwer, Salz
- Nebennierenrindenextrakt (Cytozyme AD)
- homöopathische Tropfen wie Phytocortal
- verschreibungspflichtige Hormonersatzmittel mit Hydrocortison, DHEA etc.

Hormondysbalancen ausgleichen

Nicht nur die Schilddrüsenhormone können bei Hashimoto in Schieflage geraten. Es gibt drei wichtige »Hormonachsen« in unserem Körper, die miteinander verbunden sind: Schilddrüsenhormone, Stresshormone und Sexualhormone. Gerät eine der Achsen ins Wanken, sind auch andere Hormone davon betroffen.

Ist z. B. Ihre Stresshormonachse gestört, zieht dies automatisch Störungen der anderen Hormonachsen nach sich. So kann bei Frauen mit geschwächten Nebennieren ein Estradiolmangel und gleichzeitiger Testosteronüberschuss vorliegen.

Häufig findet sich in Verbindung mit Hashimoto ein Mangel des weiblichen Sexualhormons Progesteron und eine gleichzeitige Östrogendominanz. Diese Dysbalance kann wiederum die Wirkung der Schilddrüsenhormone beeinträchtigen. Umgekehrt ist es möglich, dass eine Schilddrüsenunterfunktion Zyklusstörungen verursacht.

Hormonelle Dysbalancen können vielerlei Beschwerden verursachen, z. B. eine Gewichtszunahme, das Prämenstruelle Syndrom (PMS), depressive Verstimmungen, Kopfschmerzen, Konzentrationsschwierigkeiten, Schlafstörungen, Libidoverlust, Zysten, Myome.

Zur Feststellung weiterer hormoneller Dysbalancen ist eine sorgfältige Diagnostik durch Ihren Facharzt notwendig. Eine auf Sie abgestimmte natürliche Hormonersatztherapie kann den Verlauf der Autoimmunerkrankung positiv beeinflussen.

Die richtige Ernährung, wenn Sie Gewicht reduzieren möchten

Beherzigen Sie die Ernährungstipps im ersten Kapitel des Buches oder, wenn Ihre Darmgesundheit stark beeinträchtigt ist, die Ernährungsempfehlungen im Kapitel »Die Gesundheit beginnt im Darm« (Seite 34). Finden Sie heraus, welche Lebensmittel Ihnen Probleme bereiten. Falls Sie damit Schwierigkeiten haben, starten Sie mit dem Reset-Programm (Seite 62) und beruhigen Sie zunächst einmal Ihr Immunsystem. Auch wenn diese Umstellung Sie etwas Mühe kostet: Es wird sich lohnen! Das Hashimoto-Ernährungsprogramm ist ein sicherer Weg, Gewicht zu verlieren!

Nährstoffmängel beseitigen

Bitten Sie Ihren Arzt oder Heilpraktiker um die Bestimmung von Ferritin (Eisen), Selen, Vitamin D, Zink und Vitamin B_{12} in Ihrem Blut. Beheben Sie Mängel mit qualitativ hochwertigen Nahrungsergänzungsmitteln. Nehmen Sie bei Bedarf z. B. Magnesiumcitrat, Zinkgluconat oder -orotat, Methylcobalamin (Vitamin B_{12} als Lutschtablette), Curryblattextrakt als natürliche Eisenquelle und Natriumselenit für eine optimale Selen-Aufnahme im Körper zu sich.

Seien Sie körperlich aktiv!

Auch wenn Sie sich wegen Ihrer Schilddrüsenunterfunktion müde und träge fühlen: Versuchen Sie in jedem Fall, mehr Bewegung in den Alltag einzubauen. Gehen Sie regelmäßig eine kleine Runde spazieren. Beginnen Sie zunächst mit leichteren Aktivitäten wie z. B. Yoga oder Pilates. Finden Sie eine Sportart, an der Sie dauerhaft Spaß haben.

Sport kurbelt Ihren Stoffwechsel an und baut Stress ab. Vielleicht können Sie sich mit Krafttraining anfreunden. So wirken Sie aktiv dem Muskelabbau entgegen, gleichzeitig werden unsere Zellkraftwerke, die Mitochondrien, aktiviert, Hormone regulieren sich und Sie haben wieder mehr Energie. Zudem verbrennen mehr Muskeln rund um die Uhr mehr Kalorien. Sollten Ihre Nebennieren geschwächt sein, sind kurze, hochintensive HIIT-Einheiten besser als längere Ausdauereinheiten. Überfordern Sie Ihren Körper jedoch nicht. Sie sollten sich nach einer Sporteinheit energievoll, nicht müde fühlen.

Den Darm heilen, die Leber unterstützen

Beherzigen Sie die Tipps im Kapitel über die Darmgesundheit und starten Sie, falls Sie damit keine entscheidende Besserung verspüren, mit dem »Reset-Programm« (Seite 62).

Tipps zur Leberentgiftung haben Sie im Kapitel »Die Leber entgiften« (Seite 42) erhalten. Versuchen Sie, so viele wie möglich in die Praxis umzusetzen. Nehmen Sie Bitterstoffe in Form von Nahrungsergänzungsmitteln ein.

Wenn Sie all diese Themen in Angriff nehmen, sind Sie bereits auf einem guten Weg, einige lästige Kilos zu verlieren. Sind Ihre Schilddrüsenwerte wieder optimal, Darm und Nebennieren wieder in Balance, können Sie damit beginnen, die Kalorien langsam zu reduzieren.

So erreichen Sie ein Kaloriendefizit

Um ein besseres Gefühl für den Kaloriengehalt von Lebensmitteln zu bekommen, empfehle ich Ihnen, zunächst über einen überschaubaren Zeitraum Kalorien zu zählen. Mittlerweile gibt es hilfreiche Apps, die Sie kostenlos mit Ihrem Handy nutzen können (z. B. *Lifesum*, *FDDB*, *MyFitnessPal*, *Yazio*).

Zunächst sollten Sie ermitteln, wie viel Kalorien Sie zur Deckung Ihres Grundumsatzes (Seite 53) benötigen, der von Alter, Gewicht und Körpergröße abhängt. Hierfür gibt es zahlreiche Rechner im Internet. Sie können Ihren Grundumsatz (und Ihren Gesamtumsatz) auch professionell in einem Fitnessstudio checken lassen.

Eine vereinfachte Formel zur Bestimmung des Grundumsatzes (Kalorienverbrauch in Ruhe) finden Sie in der Tabelle unten.

Anschließend müssten Sie Ihren Leistungsumsatz hinzurechnen, um den Gesamtumsatz zu erhalten. Hier gibt es eine vereinfachte Möglichkeit zur Berechnung: Sie müssen lediglich Ihre körperliche Aktivität am Tag einschätzen und entsprechend den Leistungsumsatz-Faktor (siehe Tabelle Seite 61) mit dem Grundumsatz multiplizieren und erhalten dann Ihren Gesamtumsatz:

Die Formel für Ihren **Gesamtumsatz** lautet also:

→ Gesamtumsatz = Grundumsatz × Leistungsumsatz-Faktor

Diese Werte sind grobe Richtwerte, um einen Überblick über die benötigten Kalorien pro Tag zu erhalten.

Wie gehen Sie nun am besten vor? Beginnen Sie mit einem Kaloriendefizit von 10 bis 15 Prozent. Dies bedeutet, Sie ziehen von der Kalorienanzahl Ihres Gesamtumsatzes/Tag 10 Prozent ab. (Mit sportlicher Aktivität können Sie Ihren Leistungsumsatz steigern und gleichzeitig das Kaloriendefizit ein wenig erhöhen.)

Essen Sie ca. 14 Tage entsprechend dem ermittelten Kaloriendefizit. Verringert sich Ihr Gewicht, können Sie so fortfahren. Sollten Sie keinerlei Gewicht verlieren, mindern Sie Ihre tägliche Kalorienzufuhr nochmals um 5 bis 10 Prozent, ausgehend vom Gesamtumsatz. Achten Sie dabei immer auf eine optimale Zufuhr Ihrer Makronährstoffe (siehe Tabelle Seite 61).

Falls Ihnen Kalorienzählen zu stressig ist

Wenn Sie beim Abnehmen lieber auf zu viel Theorie verzichten wollen, orientieren Sie sich einfach an den Rezepten in diesem Buch. Sie wurden so entwickelt, dass Sie mit den Gerichten auch Gewicht reduzieren können. Eventuell müssen Sie die Mengen ein wenig anpassen. Grundsätzlich gilt: Essen Sie sich an Gemüse satt und genießen Sie Süßes eher selten. Auf Seite 61 unten finden Sie ein Beispiel für einen Wochenplan.

Formel zur Bestimmung des Grundumsatzes

	Berechnung
Für Frauen	Grundumsatz = 655 + (9,5 x Gewicht in kg) + (1,9 x Größe in cm) – (4,7 x Alter in Jahren)
Für Männer	Grundumsatz = 66 + (13,8 x Gewicht in kg) + (5,0 x Größe in cm) – (6,8 x Alter in Jahren)
Beispiel	Anna, 38 Jahre, wiegt 70 kg bei einer Größe von 170 cm → Grundumsatz = 655 + (9,5 x 70) + (1,9 x 170) – (4,7 x 38) = 1.464 kcal/Tag

Leistungsumsatz-Faktor, abhängig von der körperlichen Aktivität

Leistungsumsatz-Faktor	
Überwiegend sitzend	Faktor 1,6 bis 1,7
Hauptsächlich stehend und gehend	Faktor 1,8 bis 1,9
Körperlich anstrengende Arbeit	Faktor 2,0 bis 2,4

Empfohlene Nährstoffzufuhr pro Tag

Nährstoff	Kalorienanteil (in Prozent pro Tag)
Protein: mindestens 1,5 g pro kg Körpergewicht	ca. 30 % der Kalorien pro Tag
Fett: mindestens 1 g pro kg Körpergewicht	25 – 35 % der Kalorien pro Tag
Kohlenhydrate: individuell	25 – 45 % der Kalorien pro Tag

Vorschlag für einen Wochenplan

Wochentag	Frühstück	Mittag	Abend	Snack
Montag	Frühstückswaffeln (Seite 10)	Zucchini-Möhren-Puffer mit Bacon (Seite 131)	Süßkartoffeltoast (Seite 74)	Smoothie Old Berta's (Seite 103)
Dienstag	Spinat-Omelette mit Feta (Seite 98)	Zoodles mit Garnelen und Avocado-Basilikum-Pesto (Seite 140)	Kumpir mit Lachs, Spinat und Avocadocreme (Seite 138)	Smoothie Green Carrot (Seite 104)
Mittwoch	Bananen-Pancakes (Seite 95)	Steaksalat (Seite 78)	Hähnchen Curry mit Reis (Seite 132)	Smoothie Humbertos Power Mix (Seite 108)
Donnerstag	Chia-Pudding (Seite 96)	Gefüllte Paprika (Seite 135)	Frittata (Seite 145)	Smoothie Hulk Power (Seite 103)
Freitag	Eiermuffins (Seite 97)	Feuertopf mit Hack und Paprika (Seite 130)	Leinsamen-Wrap mit Thunfisch (Seite 139)	Smoothie Jaba Daba Doo (Seite 107)
Samstag	Quinoa-Porridge mit Beeren (Seite 91)	Zoodles mit Bolognese (Seite 130)	Nizza-Salat (Seite 118)	Smoothie Bauchschmeichler (Seite 37)
Sonntag	Himbeer-Schoko-Crunch (Seite 92)	Süßkartoffelburger mit Olivenpesto (Seite 10)	Shakshuka mit Speck-Ciabatta (Seite 143)	1 Süßigkeit, z. B. Gefüllte Schoko-Datteln (Seite 154), Nice Cream (Seite 156)

Das Reset-Programm – mit vielen Rezepten

Reset steht für »Neustart«. Um den Autoimmunprozess zu bremsen, Entzündungen zu mildern und den Darm zu regenerieren, können Veränderungen des gesamten Lebensstils notwendig sein.

Sie haben die Ernährungsbasics bereits umgesetzt und diese sogar nach den Empfehlungen zur Darmgesundheit angepasst, aber Sie sind noch nicht frei von Beschwerden? Mit dem Reset-Programm bleibt Ihnen langes Herumprobieren erspart. Sie starten mit relativ strengen Vorgaben, grenzen damit aber sämtliche Lebensmittel direkt aus, die potenzielle Auslöser für Unverträglichkeiten sind.

Vielleicht denken Sie, dass Sie keine Unverträglichkeiten gegenüber Lebensmitteln haben? So erging es auch mir. Ich litt nicht an den üblichen, für Unverträglichkeiten typischen Magen-Darm-Beschwerden. Nach längerer Recherche erfuhr ich, dass sich verzögerte Unverträglichkeiten auch mit folgenden Symptomen bemerkbar machen:

- verstopfte Nase, Niesen, Husten, Asthma
- Herzklopfen, Herzrhythmusstörungen
- Akne, Ekzeme, Juckreiz
- Gelenkschmerzen und Schwellungen
- Kribbeln und Taubheitsgefühle
- Kopfschmerzen, Schwindel, Benommenheit, Angstzustände, Depressionen
- Schlaflosigkeit, Müdigkeit, Erschöpfung

Wenn Sie unter einigen dieser Symptome leiden und vermuten, dass Sie an verzögerten Nahrungsmittelunverträglichkeiten leiden, da die in den vorigen Kapiteln geschilderten Ernährungsprogramme nicht zu einer entscheidenden Besserung Ihrer Beschwerden führten, sollten Sie ein grundlegendes Reset-Programm in Erwägung ziehen.

Doch zuvor sollten wir einige Fragen klären, die sich Ihnen in diesem Zusammenhang sicherlich stellen werden.

Allergie oder Unverträglichkeit?

Bei einer »echten« **Allergie** handelt es sich um eine Überempfindlichkeit des Körpers gegenüber ganz bestimmten Nahrungsmitteln oder Substanzen in der Umgebung. Hierbei werden IgE-Antikörper gebildet, die eine sofortige immunologische Reaktion durch die Freisetzung von Histamin hervorrufen. Typische Symptome sind Hautausschläge, Schwellungen (vor allem im Gesichtsbereich), Erbrechen, Durchfall, Atemnot, Juckreiz oder Herzklopfen. Die Beschwerden können von milder Ausprägung bis hin zu lebensbedrohlichen Ausmaßen reichen, wie etwa bei einem anaphylaktischen Schock. IgE-vermittelte Allergien können anhand eines Blut- oder Hauttests nachgewiesen werden. Sie sollten dann das betreffende Lebensmittel dauerhaft meiden.

Die von IgG-Antikörpern vermittelten **Unverträglichkeiten** treten meist verzögert auf und ziehen keine lebensbedrohlichen Zustände nach sich. Der Nachweis von IgG-Antikörpern allein ist noch kein Hinweis auf eine Nahrungsmittelunverträglichkeit. Deshalb ist es so schwierig, diese sicher mit einem Test nachzuweisen.

Bei einer **Intoleranz** fehlen dem Körper Enzyme, um bestimmte Nahrungsbestandteile wie z. B. Milchzucker (Laktose), Fruchtzucker (Fruktose) oder Histamin aufzuspalten. Dies sind sogenannte Malabsorptionen. Die Laktoseintoleranz sollte jedoch nicht mit einer Kuhmilcheiweißallergie verwechselt werden, bei der das Milcheiweiß (Casein) schwere Reaktionen verursacht.

Das Leaky-Gut-Syndrom begünstigt Unverträglichkeiten

Wenn Sie an einem Leaky-Gut-Syndrom leiden, verursachen die durch die löchrige Darmschleimhaut rutschenden Nahrungsproteine Reaktionen des Immunsystems. Oft reagiert man leider auf die Nahrungsmittel am stärksten, die man häufig zu sich nimmt.

Liegt bei Ihnen z. B. eine Glutenunverträglichkeit vor, ist es möglich, dass sogenannte »Kreuzreaktionen« auftreten. Das bedeutet, dass Sie auch auf glutenfreie Nahrungsmittel mit einer Unverträglichkeit reagieren können, wenn Sie diese Bausteine in sich tragen, die jenen von Gluten ähnlich sind. Dies kann z. B. der Fall sein bei Milchprodukten, Eiern, Schokolade, Soja, Hefe, Kaffee, Quinoa, Amaranth, Buchweizen, Tapioka, Mais, Reis, Hirse, Kartoffeln.

Reset: Alle verdächtigen Nahrungsmittel streichen

Sie sehen, allein bei einer Glutenunverträglichkeit ist die Palette der zusätzlich verdächtigen Lebensmittel groß. Nun können Sie diese natürlich nach und nach von Ihrem Speiseplan streichen. Ich möchte Ihnen jedoch in diesem Fall zu einem Reset-

Programm raten. Denn wenn Sie nicht alle unverträglichen Nahrungsmittel gleichzeitig eliminieren, können die noch verbleibenden weiterhin Symptome verursachen und Sie streichen womöglich ein Nahrungsmittel, das tatsächlich keinerlei Beschwerden verursacht.

Wenn Sie Ihrem Körper im Zuge eines Reset-Programms nur die »unverdächtigen« Nahrungsmittel zuführen, beseitigen Sie einen Teil der Auslöser Ihrer Autoimmunerkrankung. So können Entzündungen nach und nach abheilen, zerstörtes Gewebe wird repariert, die Entwicklung einer normalen Darmflora gefördert und Hormone werden reguliert.

Zugegeben, das Reset-Programm bedeutet zunächst einmal einen umfassenden Verzicht, dennoch ist es einen Versuch wert. Wie genau können Sie nun vorgehen? Das Reset-Programm baut auf dem sogenannten »Autoimmunprotokoll« auf.

Was ist das Autoimmunprotokoll?

Das Autoimmunprotokoll (kurz AIP) ist ein zeitlich begrenztes Ernährungsprogramm für Personen mit Autoimmunerkrankungen. Es ist nicht als dauerhafte Ernährungsform gedacht, sondern dient der Identifizierung unverträglicher Nahrungsmittel. Das AIP gewährleistet eine optimale Versorgung des Körpers mit Nährstoffen, ohne dabei das Immunsystem zu stimulieren. Es ist eine Eliminierungsdiät, d. h. eine Diät, die alle Nahrungsmittel ausschließt, die potenziell schädlich sein könnten.

Wodurch zeichnet sich das AIP aus?

Die Nährstoffdichte Das Immunsystem benötigt Aminosäuren, essenzielle Fettsäuren, Vitamine, Mineralstoffe und Antioxidanzien, um gut zu funktionieren. Mikronährstoffmängel tragen maßgeblich zur Entwicklung von Autoimmunerkrankungen bei. Das AIP konzentriert sich auf nährstoffreiche Nahrung, um den Körper mit Mikronährstoffen zu überfluten und mögliche Defizite auszugleichen.

Die regulierende Wirkung Das AIP hilft bei der Regulierung von Ungleichgewichten des Immunsystems, des Hormonsystems und des Entgiftungssystems. Es unterstützt die Bildung von Neurotransmittern und die Regeneration von zerstörtem Körpergewebe.

Die Optimierung der Darmgesundheit Die Heilung der Darmschleimhaut wird gefördert, die Darmflora kann sich regenerieren.

AIP kompakt: Das sollten Sie meiden

Um die Heilung des Körpers zu ermöglichen, sollten laut AIP sämtliche potenzielle Allergene und schädliche Substanzen gemieden werden. Hierzu gehören: Getreide und Pseudogetreide, Hülsenfrüchte, Nüsse, Samen, Nachtschattengewächse, Milchprodukte, Eier, raffinierte Zucker und Fette, verarbeitete Lebensmittel, Zusatzstoffe, Süßstoffe, Alkohol, Medikamente wie Aspirin und Ibuprofen.

Wie Sie sehen, sind es nicht wenige Nahrungsmittel, auf Sie bei beim Reset-Programm verzichten sollen. Aber lassen Sie sich dadurch nicht abschrecken: Sie werden in der Reset-Tabelle (Seite 65 unten) und bei den Reset-Rezepten (Seite 73) feststellen, dass noch eine reiche Auswahl an Nahrungsmitteln übrig bleibt. Zudem kann es durchaus spannend sein, zu experimentieren und Neues auf dem Teller zu kreieren!

Welche Nahrungsmittel sind erlaubt?
Die Grundlage des Autoimmunprotokolls bilden viel Gemüse, nicht zu mageres Fleisch, Fisch, gute Fette und ein wenig Obst. Fleisch, Gemüse und Obst sollten möglichst in Bioqualität sein, um die Schadstoffbelastung gering zu halten. Anhand der Tabelle erhalten Sie einen guten Überblick über die Nahrungsmittel, die Sie beim Reset-Programm zu sich nehmen dürfen bzw. meiden sollten.

Dos and Don’ts beim Reset-Programm (AIP)

Diese Nahrungsmittel sind zu empfehlen	Diese Nahrungsmittel sind tabu
Gemüse Artischocke, alle Blattsalate, Blumenkohl, Brokkoli, Brokkolisprossen, Chicorée, Chinakohl, Endivie, Feldsalat, Fenchel, Grünkohl, Gurke, Kohlrabi, Kapern, Kelp, Lauch, Löwenzahn, Mairüben, Mangold, Okra, Oliven, Pak Choi, Petersilienwurzel, Pilze, Portulak, Radicchio, Radieschen, Rhabarber, Rosenkohl, Rucola, Sellerie, Spargel, Spinat, Spitzkohl, Weißkraut, Wirsing, Zucchini	Hülsenfrüchte Ackerbohnen, Adzukibohnen, Edamame, Erbsen, Erdnüsse, grüne Bohnen, Kichererbsen, Kidneybohnen, Linsen, Mungobohnen, Schwarzaugenbohnen, schwarze Bohnen, Sojabohnen, Tofu, Tempeh
Stärkehaltiges Gemüse Bambussprossen, Kürbis, Maniok, Möhren, Pastinake, Rettich, Schalotte, Steckrübe, Süßkartoffel, Yams, Kochbanane	Getreide und Pseudogetreide Amaranth, Buchweizen, Bulgur, Couscous, Dinkel, Einkorn, Gerste, Grieß, Hafer, Hartweizen, Hirse, Kamut, Mais, Quinoa, Reis, Roggen, Seitan, Sorghum, Triticale, Weizen, Wildreis
Kräuter und Gewürze Bärlauch, Basilikum, Bohnenkraut, Curcuma, Dill, Frühlingszwiebeln, Ingwer, Kaffir-Limette, Kerbel, Knoblauch, Koriander, Kresse, Lavendel, Lorbeerblätter, Macis, Majoran, Meerrettich, Minze, Muskat, Nelken, Oregano, Petersilie, Rosmarin, Safran, Salbei, Meersalz, Schnittlauch, Thymian, Wasabi, Weinessig, Zimt, Zitronengras, Zwiebeln Apfelessig, Granatapfelessig, Himbeeressig	Nüsse, Samen (und daraus hergestellte Gewürze, Butter, Öle) Anis, Cashewnüsse, Chiasamen, Fenchelsamen, Hanfsamen, Haselnüsse, Kaffee, Kakao, Kreuzkümmel, Kümmel, Kürbiskerne, Leinsamen, Macadamia, Mandeln, Maronen, Mohn, Muskat, Paranüsse, Pekanüsse, Pinienkerne, Pistazien, Senf, Sesam, Sonnenblumenkerne, Walnüsse
Obst Acai, Ananas, Äpfel, Aprikose, Avocado, Bananen, Birne, alle Beeren, Drachenfrucht, Erdbeere, Feigen, Granatapfel, Hagebutte, Honigmelone, Jackfruit, Kaki, Kirsche, Kiwi, Kumquat, Limette, Litschi, Mango, Melone, Mispel, Nektarine, Papaya, Pfirsich, Pflaume, Pomelo, Quitte, Sanddorn, Tauben, Wassermelone, alle Zitrusfrüchte	Nachtschattengewächse Ashwagandha (Winterkirsche), Aubergine, Cayennepfeffer, Chili, Curry, Goji-Beere, Jalapeno, Kapstachelbeere (Physalis), Kartoffel, Melonenbirne, Paprika, Peperoni, Piment, Tomate, Tomatillo

Diese Nahrungsmittel sind zu empfehlen	Diese Nahrungsmittel sind tabu
Fleisch Bison, Büffel, Elch, Ente, Gans, Hirsch, Huhn, Innereien, Markknochen, Känguru, Lamm, Ochsenschwanz, Pferd, Pute, Rebhuhn, Reh, Rentier, Rind, Bacon, Strauß, Wachtel, Wildschwein, Ziege	Milchprodukte Butter, Buttermilch, Ghee, Hüttenkäse, Joghurt, Käse, Kefir, Milch, Milcheis, Molke, Quark, Sahne, saure Sahne, Schlagsahne
Fisch, Meeresfrüchte (auf Jodgehalt achten) Aal, Austern, Dorade, Dorsch, Forelle, Garnelen, Goldbarsch, Heilbutt, Hering, Hummer, Kabeljau, Karpfen, Köhler, Krabben, Krebse, Langusten, Makrele, Meeresalgen, Muscheln, Rotbarsch, Rotzungen, Sardine, Schnecken, Scholle, Schwertfisch, Seelachs, Seezunge, Thunfisch, Tintenfisch, Wildlachs, Zander	Eier Eier aller Tierarten (Eigelb wird eventuell vertragen)
Fette Avocadoöl, Gänseschmalz, Kokosöl, Krillöl, Lebertran, Olivenöl, Rindertalg, rotes Palmöl	Raffinierte Fette Distelöl, Ernussöl, Palmkernöl, Rapsöl, Sojabohnenöl, Sonnenblumenöl
Fermentierte Lebensmittel Kimchi, Sauerkraut, Kombucha	Süßstoffe Acesulfam-K, Aspartam, Saccharin, Stevia, Sucralose
Süßungsmittel Apfeldicksaft, Birnendicksaft, getrocknete Datteln, Honig	Zuckerzusätze Agavendicksaft, Ahornsirup, brauner Zucker, Dattelsirup, Dextrin, Dextrose, Fruchtsaft, Fruchtzucker, Fructose, Glukose, Gerstenmalz, Invertzucker, Karamell, Kristallzucker, Laktose, Malzsirup, Maissirup, Maltodextrin, Maltose, Melasse, Reissirup, Rohrzucker, Rohrohrzucker, Saccharose, Sucrose, Vollrohrzucker, Yacon-Sirup, Zuckerrohrsaft, Zuckerrübensirup
Getränke Kokoswasser, Kokosmilch-Kefir, Kombucha, Kräutertee, Limettensaft, Wasserkefir	Alkohol Medikamente wie Aspirin, Ibuprofen, Naproxen
Sonstiges Carob, Fischsoße (auf Inhaltsstoffe achten), Gelatine, Knochenbrühe, Kollagen, Kokosmehl, Kokosmilch, Kokoschips, Kokosraspel, Kokosbutter, Erdmandelmehl, Pfeilwurzmehl	Zusatzstoffe (Farb- und Konservierungsstoffe) Carrageen, Zellulose, Guarkernmehl, Hefeextrakt, hydrolisiertes Pflanzeneiweiß, Lebensmittelfarbstoffe, Lecithin, Mononatriumglutamat, Phosphorsäure, Sojalecithin, Xanthan

Worauf Sie beim Reset-Programm achten sollten

- Nehmen Sie möglichst nicht mehr als 20 g Fruktose am Tag zu sich. Ein übermäßiger Verzehr belastet Leber und Darmschleimhaut und führt zu Entzündungen.
- Probiotische Lebensmittel unterstützen die Regenerierung der Darmflora. Integrieren Sie fermentierte Nahrungsmittel wie Sauerkraut, Kimchi oder Kombucha in den Speiseplan.
- Trinken Sie täglich eine Tasse Knochenbrühe (Seite 41). Der hohe Gehalt an

Aminosäuren, Glutamin und Glycin unterstützt die Heilung des Darms.
- Essen Sie stärkehaltige Kohlenhydrate nur in moderater Menge, um den Blutzuckerspiegel konstant zu halten.
- Fasten ist nicht nötig! Um einen Anstieg des Cortisolspiegels zu vermeiden, ist es besser, wenn Sie keine Mahlzeit auslassen.
- Essen Sie zu jeder Mahlzeit eine Portion Eiweiß, gute Fette, viel Gemüse und einen kleinen Anteil stärkehaltiges Gemüse und/ oder Obst.
- Die größte Umstellung ist unbestritten das Frühstück. Starten Sie mit einer ordentlichen Portion Protein, Gemüse und ein wenig Obst in den Tag. Auch Suppe oder Smoothies sind eine Alternative. Reichern Sie Letztere möglichst mit paleofreundlichem Proteinpulver an.

Sind so viele tierische Produkte gesund?

Kann eine Ernährung mit einem so hohen Anteil an tierischem Protein gesund sein? Fleisch (vor allem rotes) wird doch immer wieder mit zu hohem Cholesterin und erhöhtem Krebsrisiko in Verbindung gebracht.

Tierische Nahrungsmittel liefern uns jedoch wichtige Fette, alle 20 Aminosäuren, wichtige Mineralstoffe und Vitamine, hier vor allem Vitamin B_{12} und die fettlöslichen Vitamine A, D, E und K.

Für Veganer und Vegetarier kann es schwieriger sein, Hashimoto zum Stillstand zu bringen. Bei einer rein pflanzlichen Ernährung ist die richtige Zusammenstellung der Nahrung, um alle Nährstoffe in ausreichender Menge zu erhalten, von ganz besonderer Bedeutung. Wenn Sie auf die Qualität der tierischen Nahrungsmittel achten und keine hochverarbeiteten Produkte konsumieren, spricht einem täglichen Verzehr nichts entgegen.

Wie lange sollten Sie das Programm durchführen?

Die Reset-Phase, in der Sie zunächst auf alle potenziell unverträglichen Nahrungsmittel verzichten, sollten Sie mindestens zwei, besser vier bis zwölf Wochen einhalten. Je mehr Zeit Sie Ihrem Körper geben, sich zu regenerieren, desto besser. Haben Sie Geduld.

Anschließend können Sie mit der Wiedereinführung einzelner Lebensmittel (Seite 69) beginnen. Einige der Nahrungsmittel liegen in einer »Grauzone« und werden häufig gut vertragen: Eigelb, Ghee, Hülsenfrüchte mit essbarer Schale (wie z. B. grüne Bohnen, Erbsen) und Gewürze aus Samen und Früchten. Diese können Sie zuerst austesten. Wenn später vielleicht wieder die Anzeichen eines erneuten Schubes auftreten, können Sie immer wieder zum Reset-Programm zurückkehren. Manchmal genügen wenige Tage, um wieder in die Spur zu kommen.

Dürfen Sie beim Essen Ausnahmen machen?

Während der Eliminationsphase sollten Sie konsequent bleiben. Passiert Ihnen dennoch ein Ausrutscher, ist das keine Katastrophe. Kehren Sie jedoch rasch wieder zurück zu den Vorgaben.

Was tun bei Problemen mit der Verdauung von Protein?

Wenn Sie zu wenig Magensäure haben, kann Ihnen der erhöhte Verzehr von tierischen Proteinen Verdauungsprobleme bereiten.

Versuchen Sie mithilfe von Apfelessig, Zitronenwasser oder auch Verdauungsenzymen die Magensäureproduktion anzuregen. Auch die Einnahme von Betain (Magensäure) kann hilfreich sein. Jedoch gibt es hier Gegenanzeigen, die Sie beachten sollten.

So hilft Ihnen Betain bei Verdauungsproblemen

- Nehmen Sie 1 Kapsel zu Beginn einer proteinreichen Mahlzeit ein. Achten Sie anschließend auf das Gefühl in Ihrem Bauch. Falls Sie eine Wärme, ein Brennen oder Magen-Darm-Beschwerden verspüren, nehmen Sie auch am folgenden Tag je 1 Kapsel pro proteinhaltiger Mahlzeit ein.
- Verspüren Sie nach einer Mahlzeit nichts, können Sie die Dosis auf 2 Kapseln pro Mahlzeit erhöhen. Behalten Sie diese Dosis noch weitere 2 Tage bei.
- Erhöhen Sie die Dosis um 1 weitere Kapsel, wenn Sie keines der oben genannten Symptome verspüren. Andernfalls reduzieren Sie die Menge wieder um 1 Kapsel und führen Sie die Einnahme in dieser Menge zu jeder proteinreichen Mahlzeit fort.
- Meist reguliert sich die Produktion der Magensäure unter Einnahme von Betain im Laufe der Zeit. Reduzieren Sie die Dosis entsprechend um 1 Kapsel, sobald Sie Beschwerden verspüren – bis Sie das Medikament schließlich gänzlich absetzen können.

Wenn die Umstellung schwerfällt

Je nachdem, wie Sie sich zuvor ernährt haben, können bei einer Reset-Ernährungsumstellung auch Beschwerden auftreten. Lassen Sie sich dadurch nicht beunruhigen. Geben Sie Ihrem Stoffwechsel Zeit, sich umzugewöhnen.

Sind Sie bisher an viele Kohlenhydrate gewöhnt, kann es in den ersten zwei Wochen des Reset-Programms zu Beschwerden wie Erschöpfung, Müdigkeit, Kopfschmerzen, Heißhungerattacken, Stimmungsschwankungen und Magenverstimmungen kommen. Ihr Körper muss lernen, Fett als Energiequelle zu nutzen. Erhöhen Sie dann den Fettanteil, naschen Sie einen Teelöffel Kokosöl und trinken Sie viel. Bewegen Sie sich ausreichend und sorgen Sie für einen guten Schlaf.

Veränderungen der Darmflora können zunächst zu Übelkeit, Blähungen, Völlegefühl, Durchfall und Verstopfung führen. Diese Beschwerden sollten innerhalb der ersten zwei Wochen wieder abklingen. Kauen Sie Ihre Nahrung gründlich und essen Sie in einer entspannten Atmosphäre. Verringern Sie den Anteil von rohem Gemüse und essen Sie nur zuckerarmes Obst. Nehmen Sie gegebenenfalls unterstützende Mittel für Ihre Verdauung ein. Sollten sich Ihre Beschwerden nach vier Wochen nicht gebessert haben, suchen Sie einen Arzt auf.

Die Rezepte aus dem Reset-Programm können Sie natürlich beliebig zusammenstellen. Ich wünsche Ihnen viel Erfolg bei der Umsetzung des Programms, Durchhaltevermögen und noch mehr Spaß bei dem Entdecken neuer Nahrungsmittel und Gerichte.

Unverträglichkeiten eliminieren

Nach der Reset-Phase geht es darum, die Unverträglichkeiten nach und nach zu eliminieren. Sie müssen nun nicht zwangsläufig alle Nahrungsmittel wiedereinführen, die Sie von Ihrem Speiseplan gestrichen haben.

Testen Sie nur die Lebensmittel aus, die für Sie unverzichtbar erscheinen. Wie gehen Sie nun vor?

Entscheidend für die Einführung von Nahrungsmitteln ist Ihr allgemeines Befinden. Ihre Symptome sollten sich deutlich abgeschwächt haben, der Darm sollte keine Beschwerden mehr verursachen und es sollte keine akute Aktivität des Immunsystems vorliegen. Erst dann ist es sinnvoll, mithilfe eines Provokationstests mit der Wiedereinführung zu starten. Nahrungsmittel, auf die Sie grundsätzlich allergisch (IgE-vermittelt) reagieren, sind von diesem Test natürlich ausgenommen.

Der Provokationstest

Problematische Nahrungsmittel werden immer einzeln und nacheinander eingeführt. Beginnen Sie mit dem Nahrungsmittel, welches Sie am liebsten mögen und am meisten vermissen. Der Test erfordert eine erhöhte Aufmerksamkeit und Selbstbeobachtungsgabe. Führen Sie unbedingt ein Provokationstagebuch (siehe unten), um alle Symptome zu notieren.

Bitte beachten Sie: Symptome können verzögert auftreten und bis zu drei Tage später in Erscheinung treten. Achten Sie auf die Reaktionen Ihres Körpers.

Folgende Symptome können auftreten:
- Verschlimmerung von Krankheitssymptomen
- Bauchschmerzen, Blähungen, Völlegefühl, Durchfall, Verstopfung, Übelkeit, Sodbrennen
- unverdaute Nahrungsreste im Stuhl
- laufende Nase, Niesen, Schleim im Hals, Asthma, Husten
- Kopfschmerzen, Migräne
- Schwindel, Benommenheit, Konzentrationsschwäche
- Muskel- und Gelenkschmerzen, Kribbeln, Taubheitsgefühl
- Herzklopfen, Herzrhythmusstörungen
- Heißhunger auf Fett, Zucker, Koffein

So kann Ihr Provokationstagebuch aussehen

Eingeführtes Nahrungsmittel:

Tag	Datum	Symptom	Gewicht
Tag 1			
Tag 2			
Tag 3			
Tag 4			
Tag 5			
Tag 6			
Tag 7			

- Rötungen der Haut, Pickel, Akne, trockene Haut, Haare und Nägel
- juckender Mund und juckende Augen
- Gewichtszunahme durch Wassereinlagerungen
- Schlafstörungen, Müdigkeit am Morgen
- verminderte Energie, Erschöpfung
- Stimmungsschwankungen, Stressintoleranz, Ängstlichkeit, Depressionen

Auch wenn nur ein einziges der genannten Symptome auftritt, kann dies für eine Unverträglichkeit des Nahrungsmittels sprechen, welches Sie gerade testen. Wiederholen Sie gegebenenfalls den Test, wenn Sie sich unsicher sind, ob das Nahrungsmittel das auftretende Symptom ausgelöst hat.

Notieren Sie unbedingt Ihr Gewicht! Die Einlagerung von Wasser im Gewebe, ausgelöst durch eine Entzündungsreaktion, kann ebenfalls auf eine Unverträglichkeit hinweisen. Eine Gewichtszunahme von ca. 1 kg von einem Tag auf den nächsten kann darauf hinweisen, dass Sie am Vortag ein nicht verträgliches Nahrungsmittel zu sich genommen haben.

Die Testphase

Um mögliche auftretende Symptome besser deuten zu können, führen Sie ein neues Nahrungsmittel nur dann ein, wenn Sie körperlich und seelisch ausgeglichen sind und unter keinem Infekt leiden.

Der Test erstreckt sich über zwei Tage der Provokation mit anschließender Symptombeobachtung über ca. sieben Tage:

- Bereiten Sie das Provokationstagebuch vor und prüfen Sie am Morgen des Testbeginns Ihr Gewicht. Wählen Sie ein Nahrungsmittel aus, das Sie austesten möchten.
- Essen Sie von diesem Nahrungsmittel zunächst nur eine kleine Menge und warten Sie 15 bis 30 Minuten. Treten keine sofortigen Symptome auf, essen Sie noch ein wenig mehr davon. Essen Sie mehrere Portionen über den Tag verteilt.
- So verfahren Sie auch am zweiten Tag.
- Ab dem dritten Tag meiden Sie das eingeführte Nahrungsmittel wieder und kehren zu Ihrer vorherigen Ernährung zurück. Führen Sie kein weiteres neues Lebensmittel ein, sondern beobachten Sie in den nächsten Tagen Ihre Reaktion. Wiegen Sie sich täglich.
- Treten in den folgenden sieben Tagen keine Symptome auf, können Sie das Nahrungsmittel wieder in Ihren Speiseplan aufnehmen.
- Haben Sie Reaktionen auf das eingeführte Nahrungsmittel festgestellt, ist eine Unverträglichkeit sehr wahrscheinlich. Eine Unverträglichkeit muss aber nicht bestehen bleiben. Meiden Sie das negativ getestete Nahrungsmittel zunächst für ein weiteres halbes Jahr und führen Sie es später noch einmal neu ein.
- Warten Sie mit der Einführung des nächsten Nahrungsmittels, bis sich Ihre Symptome wieder beruhigt haben.

Möglicherweise werden Sie feststellen, dass Sie ein Nahrungsmittel sogar dauerhaft meiden müssen, weil es immer wieder Symptome hervorruft. Vielleicht entwickeln Sie auch neue Unverträglichkeiten. Hier gilt es, erneut den Verursacher aufzuspüren, zu eliminieren und testweise neu einzuführen.

Achten Sie auf sich und Ihren Körper. Sie haben gelernt, welche Nahrungsmittel Ihrem Darm Probleme bereiten können und Ihr Immunsystem in Alarmbereitschaft versetzen. Seien Sie wachsam, aber versuchen Sie dabei gelassen zu bleiben. Kehren Sie bei starken Symptomen gegebenenfalls zum Reset-Programm zurück.

Ich wünsche Ihnen viel Erfolg bei der Umsetzung und eine beschwerdefreie Zukunft mit Hashimoto!

Anmerkungen zu allen Rezepten in diesem Buch

Die Zutaten können Sie je nach Verträglichkeit austauschen.

- Glutenfreie Haferflocken können Sie z. B. durch Buchweizen-, Quinoa- oder Reisflocken ersetzen.
- Milchprodukte wie Joghurt oder Milch ersetzen Sie durch Kokosjoghurt, Mandeljoghurt oder Kokosmilch.
- Nüsse tauschen Sie nach Belieben aus.
- Ei in Backwaren ersetzen Sie durch 2 Esslöffel Leinsamenschrot (oder Chiasamen) und 3 Esslöffel Wasser oder auch durch ½ Banane oder 75 g Apfelmus pro Ei.
- Viele Gerichte eignen sich als Meal Prep (zum Vorkochen). Bereiten Sie ein oder zwei Portionen mehr zu und wärmen Sie das Gericht am nächsten Tag einfach auf.
- Beilagen wie Reis, Quinoa oder Kartoffeln lassen sich gut vorkochen und im Kühlschrank aufbewahren. Tomatensoße, Gemüse- und Knochenbrühe lassen sich wunderbar vorbereiten und portionsweise einfrieren.
- Bei einigen Frühstücksrezepten wie Quinoa-Porridge, Hirsebrei, Pancakes etc. können Sie etwas Proteinpulver beimischen, um die Proteinzufuhr zu erhöhen.
- Genießen Sie Süßes und Desserts in Maßen! Gleichen Sie diese dann mit weniger stärkehaltigen Mahlzeiten bei einer anderen Mahlzeit aus.
- In den Rezepten der Reset-Phase auf den folgenden Seiten ist optional Pfeffer zur Verwendung angegeben. Pfeffer kann bisweilen Reaktionen hervorrufen. Testen Sie es bitte aus.

Apple Crumble

vegan, ballaststoffreich, darmfreundlich
Für 2 Personen
20 Min. + 40 Min. Backzeit

1 großer Apfel • 1 TL Zitronensaft • 1 TL Zimt • 50 g Erdmandelmehl • 2 EL Apfelmus • 2 EL Kokosöl • ½ TL Vanillemark oder Vanille aus der Mühle

- Den Backofen auf 175 °C Ober-/Unterhitze vorheizen.

- Den Apfel schälen, entkernen, in Würfel schneiden und in eine runde Backform (Durchmesser 10 cm) geben. Mit Zitronensaft beträufeln, mit Zimt würzen und kurz vermengen.

- Die Apfelwürfel ca. 15 Minuten im Ofen garen.

- Währenddessen Erdmandelmehl, Apfelmus, Kokosöl und Vanille in einer Schüssel vermengen und zu Streuseln verarbeiten.

- Die Auflaufform nach Ablauf der Zeit aus dem Ofen holen. Die Erdmandelstreusel auf die Apfelstücke schichten. Nochmals 25 bis 30 Minuten backen, bis die Streusel leicht gebräunt sind.

Erdmandel-Porridge

vegan, ballaststoffreich, darmfreundlich
Für 1 Person
10 Min. + 10 Min. Quellzeit

150 ml Wasser (oder Kokosmilch) • 50 g Erdmandelflocken • 1 Banane • 1 Handvoll Beeren • 1 TL Kokosflocken

- Das Wasser aufkochen, die Erdmandelflocken in eine Schüssel geben und mit dem heißen Wasser übergießen. Die Flocken ca. 5 Minuten quellen lassen.

- Die Banane mit einer Gabel zu Brei zerdrücken und zum Erdmandel-Porridge geben, verrühren und das Porridge nochmals quellen lassen.

- Die Beeren waschen und auf dem Porridge anrichten, mit den Kokosflocken bestreuen.

Melonen-Schinken-Schiffchen

darmfreundlich, eifrei

Für 2 Personen

20 Min.

2 Handvoll Feldsalat • 1 Handvoll Heidelbeeren • 1 EL Avocadoöl • ½ Cantaloupe-Melone • 8 Scheiben luftgetrockneter Parmaschinken

- Den Feldsalat putzen, die Beeren verlesen und abspülen.
- Den Feldsalat auf zwei Tellern anrichten, mit Avocadoöl beträufeln.
- Die Melone halbieren, eine Melonenhälfte entkernen und in 16 Spalten schneiden. Das Fruchtfleisch mit einem scharfen Messer vorsichtig von der Schale lösen.
- Die Parmaschinkenscheiben halbieren und jeweils eine Scheibenhälfte um eine Melonenspalte wickeln.
- Die Melonenschiffchen auf den Tellern mit dem Feldsalat anrichten
- Die Heidelbeeren dekorativ auf den Tellern verstreuen.

Beerensalat mit Kokosflocken

darmfreundlich, vegetarisch, reich an Antioxidanzien

Für 1 Person

10 Min.

1 Handvoll gemischte Beeren (z. B. Himbeeren, Heidelbeeren und Johannisbeeren) • 2 EL Kokosmilch (über Nacht gekühlt) • 1 EL Erdmandelflocken • 1 EL Kokosflocken • 1 TL Honig

- Die Beeren verlesen, waschen und gut abtropfen lassen.
- Von der über Nacht gekühlten Kokosmilch 2 Esslöffel der abgesetzten Creme abschöpfen und in eine Schüssel geben.
- Die Erdmandelflocken unter die Kokoscreme rühren.
- Die Beeren daraufschichten und den Beerensalat mit den Kokosflocken bestreuen.
- Den Honig über die Mischung träufeln.

Süßkartoffeltoast

darmfreundlich, präbiotisch, ballaststoffreich

Für 2 Personen

20 Min.

- 1 mittelgroße Süßkartoffel
- 1 Avocado
- Saft einer ½ Zitrone
- 1 Handvoll Rucola
- 1 Bio-Forellenfilet
- etwas frische Petersilie

- Die Süßkartoffel waschen und in ca. 1 cm dicke Scheiben schneiden.

- Die Süßkartoffelscheiben im Toaster bei mittlerer Stufe 5 bis 10 Minuten rösten (bis sie gar sind).

- In der Zwischenzeit die Avocado halbieren, entkernen und das Fruchtfleisch in ein hohes Gefäß geben. Den Zitronensaft hinzufügen.

- Den Rucola waschen und trockenschütteln, zu der Avocado geben und alles mit einem Stabmixer pürieren.

- Den Avocado-Rucola-Dip auf die getoasteten Süßkartoffelscheiben streichen.

- Das Forellenfilet mit einer kleinen Gabel leicht zerpflücken und auf den Kartoffeltoasts anrichten.

- Die Petersilienblätter fein hacken und darüberstreuen.

Variante Für eine süße Variante des Rezepts die Süßkartoffelscheiben wie zuvor im Toaster rösten, 3 Esslöffel Kokoscreme (von gekühlter Kokosmilch abgeschöpft) mit 1 Teelöffel Honig verrühren und auf die Toasts streichen. 1 bis 2 Handvoll gemischte Beeren auf den Kartoffelscheiben verteilen, die Toasts mit Zimt würzen und mit Minzblättchen garnieren.

Frühstückspflanzerl mit Basilikum-Dip

darmfreundlich, nebennierenfreundlich, ballaststoffreich
Für 2 Personen
30 Min.

¼ Kopf Brokkoli • 1 kleines Bund Petersilie • 2 große Möhren • 1 kleine Zwiebel • 1 kleine Knoblauchzehe • 400 g Hackfleisch vom Rind • Salz, Pfeffer • ½ Schlangengurke • ½ Kohlrabiknolle • 1 Avocado • Saft von 1 Zitrone • 1 Bund Basilikum • 1 Stückchen Ingwer geschält (ca. 1 cm dick)

- Brokkoli und Petersilie waschen und fein hacken. Die Möhren schälen. Eine der Möhren fein raspeln. Die Zwiebel und die Knoblauchzehe abziehen und fein würfeln.

- In einer Schüssel Hackfleisch, Brokkoli, Petersilie, geraspelte Möhre, Zwiebel und Knoblauch vermengen, salzen und pfeffern. Bällchen formen, flach drücken.

- Die Fleischbällchen in einer heißen Pfanne mit etwas Fett rundherum goldbraun braten (5 bis 10 Minuten).

- Die Gurke waschen und entkernen. Die zweite Möhre putzen. Gurke und Möhre in längliche Sticks schneiden. Kohlrabi schälen und in Streifen schneiden.

- Für den Dip die Avocado halbieren, entkernen und das Fruchtfleisch in ein hohes Gefäß geben. Zitronensaft, Basilikum und Ingwer hinzufügen. Alles mit einem Stabmixer pürieren. Mit Salz abschmecken.

- Alles zusammen anrichten.

Bauernfrühstück

nebennierenfreundlich, darmfreundlich, ballaststoffreich
Für 2 Personen
30 Min.

1 kleine Zwiebel • 1 kleine Süßkartoffel • 300 g Rosenkohl • 1 großes Romana-Salatherz • 8 Scheiben Bio-Bacon • 1 EL Olivenöl • 1 Prise Salz • 1 EL gehackte Petersilie

- Die Zwiebel und die Süßkartoffel schälen und in kleine Würfel schneiden.

- Den Rosenkohl putzen, jeweils den Strunk und die äußeren Blätter der Röschen entfernen. Abspülen und die Röschen vierteln.

- Den Romanasalat putzen, waschen und in Streifen schneiden.

- Den Bacon in kleinere Streifen schneiden und zusammen mit den Zwiebeln und dem Olivenöl in einer Pfanne anbraten.

- Den Rosenkohl und die Süßkartoffelwürfel dazugeben und alles ca. 10 Minuten unter mehrmaligem Wenden garen.

- Die Mischung salzen und die Petersilie unterrühren. Die Pfanne vom Herd nehmen und die Romanasalatstreifen unterheben.

- Das Bauernfrühstück auf einem Teller anrichten.

Hähnchen mit Olivenpesto, Möhrenspaghetti und Avocadocreme

darmfreundlich, nebennierenfreundlich, reich an Omega-3-Fettsäuren

Für 2 Personen

35 Min.

- 2 Hähnchenbrustfilets
- 15 Oliven (schwarz oder grün)
- 4 EL Öl
- 2 Knoblauchzehen
- 6 Blätter Basilikum
- Salz, Pfeffer
- 6 große Möhren
- ½ Zwiebel
- 1 Handvoll junger Spinat
- 1 Avocado
- 150 ml Kokosmilch
- 1 EL frische Petersilie
- Saft einer ½ Zitrone

- Den Ofen auf 200 °C Ober-/Unterhitze vorheizen.

- Die Hähnchenbrustfilets waschen und trockentupfen, mit einem Messer kreuzweise einritzen und in eine feuerfeste (gefettete) Form geben, salzen.

- Oliven, 4 Esslöffel Öl, 1 abgezogene Knoblauchzehe und Basilikumblättchen mit dem Stabmixer zu einem Pesto verarbeiten. Mit Salz und Pfeffer abschmecken.

- Das Pesto auf den Hähnchenbrustfilets verstreichen.

- Die Filets in den Backofen geben und 15 bis 20 Minuten (je nach Dicke) garen.

- Für die Möhrenspaghetti die Möhren schälen, waschen und mit einem Spiralschneider zu Spaghetti verarbeiten.

- Die Zwiebelhälfte und die übrige Knoblauchzehe grob würfeln. Den Spinat putzen und waschen.

- In einer Pfanne etwas Olivenöl erhitzen und Zwiebeln und Knoblauch darin glasig dünsten. Den Spinat zufügen und in sich zusammenfallen lassen. Den Pfanneninhalt in eine hohe Schüssel geben.

- Die Avocado entkernen und das Fruchtfleisch, die Kokosmilch, die Petersilie und den Zitronensaft zu der Spinatmischung geben. Mit dem Stabmixer pürieren, leicht salzen und pfeffern.

- Nun die Möhrenspaghetti in der Pfanne 3 bis 5 Minuten braten. Die Avocado-Spinat-Creme dazugeben und alles gut durchmengen. Bei niedriger Hitze kurz ziehen lassen (nicht aufkochen).

- Die Hähnchenbrustfilets aus dem Ofen nehmen und zusammen mit den Möhrenspaghetti anrichten.

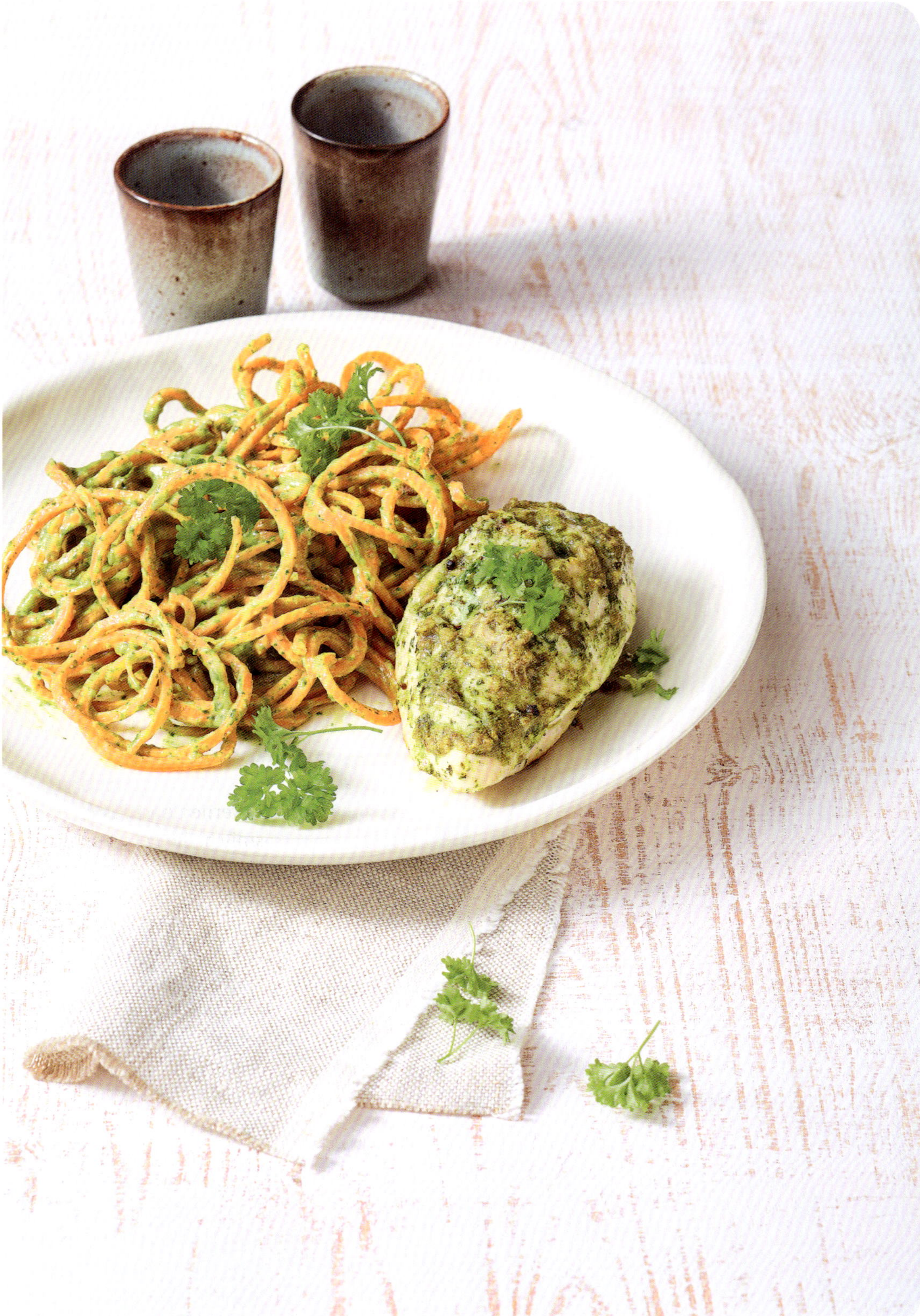

Carpaccio

darmfreundlich, nebennierenfreundlich, reich an Omega-3-Fettsäuren

Für 2 Personen

10 Min.

6 Oliven ohne Stein • Saft einer ½ Zitrone • 2 EL Olivenöl • Salz, Pfeffer • 1 großer Bund Rucola • 250 g Rinderfilet (hauchdünn geschnitten) • 1 EL Kapern

- Die Oliven in Scheiben schneiden.
- In einer Schüssel den Zitronensaft und das Olivenöl verrühren, mit Salz und Pfeffer abschmecken.
- Den Rucola putzen, waschen und trockenschütteln.
- Das Rinderfilet auf zwei Tellern verteilen.
- Den Rucola mittig darauf anrichten. Die Oliven und Kapern darüberstreuen.
- Das Dressing über Rucola und Rindfleisch träufeln.

Steaksalat

darmfreundlich, nebennierenfreundlich, low carb

Für 2 Personen

20 Min.

2 Rindersteaks • etwas Butterschmalz • Salz, Pfeffer • 1 mittelgroßer Romanasalat • 1 Bund Rucola • ½ Mango • 2 EL Öl • 1 TL Honig • Saft einer ½ Zitrone • frische Minze

- Den Backofen auf 160 °C Umluft Ober-/Unterhitze vorheizen.
- Die Steaks trockentupfen.
- Etwas Schmalz in einer heißen Pfanne erhitzen. Das Fleisch darin auf jeder Seite ca. 1 Minute scharf anbraten. Mit Salz (und Pfeffer, wenn verträglich) würzen.
- Das Fleisch ca. 7 Minuten (medium) im Ofen weitergaren. Die Steaks, wenn sie den gewünschten Garpunkt erreicht haben, aus dem Ofen holen und in Alufolie einwickeln, weitere 5 Minuten ruhen lassen.
- In der Zwischenzeit den Romanasalat und den Rucola putzen, waschen und in mundgerechte Stücke teilen.
- Das Fruchtfleisch der halben Mango würfeln.
- Aus Öl, Honig und Zitronensaft ein Salatdressing anrühren. Mit Salz abschmecken. Die Minze fein hacken und hinzufügen.
- Die Steaks nach der Ruhezeit in Scheiben schneiden. Zusammen mit dem Salat und den Mangowürfeln auf 2 Tellern anrichten. Abschließend das Dressing darüberträufeln.

Rinderbraten mit Selleriepüree und Brokkoli

darmfreundlich, nebennierenfreundlich, ballaststoffreich

Für 2 Personen

90 Min. + 2 Std. Garzeit

- 1 Bund Suppengrün
- 1 große Zwiebel
- 400 bis 500 g Rinderbraten aus der Keule (ohne Knochen)
- Salz, Pfeffer
- 2 EL Öl
- 250 ml Knochenbrühe (Seite 41)
- 1 Knollensellerie
- eventuell etwas Tapiokastärke
- 250 g Brokkoli
- 2 EL Kokosöl
- Muskat

Den Backofen auf 160 °C Ober-/Unterhitze vorheizen.

Das Suppengrün waschen, putzen, schälen und in grobe Stücke teilen, Petersilie hacken. Die Zwiebel häuten und vierteln.

Das Rindfleisch waschen, trockentupfen und mit Salz und Pfeffer einreiben.

Das Öl in einem Bräter erhitzen und den Braten darin rundherum scharf anbraten. Das Suppengemüse und die Zwiebel hinzufügen und kurz mitanbraten. Die Knochenbrühe angießen und aufkochen lassen. Petersilie dazugeben.

Den Braten im Ofen auf unterer Schiene ca. 2 Stunden zugedeckt schmoren. Das Fleisch zwischendurch immer wieder mit der Soße begießen und gegebenenfalls etwas Brühe nachgießen.

Den Sellerie schälen, waschen, in Stücke schneiden und in kochendem Salzwasser ca. 15 Minuten garen.

Den Braten aus dem Ofen nehmen. Den Bratensud durch ein Sieb in einen Topf gießen. Den Braten zurück in den Bräter legen und 10 Minuten im abgeschalteten Ofen ruhen lassen.

Die Soße kurz aufkochen und mit Salz und Pfeffer würzen. Gegebenenfalls mit etwas Tapiokastärke andicken.

Den Brokkoli waschen, putzen und in kleine Röschen teilen. In einem separaten Topf unter Zugabe von etwas Wasser und Salz 5 bis 7 Minuten garen.

Den Sellerie abgießen, das Kokosöl dazugeben und mit einem Stabmixer pürieren. Mit Salz und Muskat abschmecken.

Den Braten in Scheiben schneiden und zusammen mit dem Brokkoli, dem Selleriepüree und der Bratensoße anrichten.

Puten-Cordon-bleu mit Wildkräutersalat

darmfreundlich, nebennierenfreundlich, low carb

Für 2 Personen

25 Min.

- 30 g Minzblätter
- 30 g Zitronenmelisse
- 50 g Feldsalat
- 50 g Kapuzinerkresse
- 50 g Löwenzahn
- 50 g Rucola
- ½ Zwiebel
- 3 EL Öl
- 1 EL Apfelessig
- Saft einer ½ Zitrone
- 1 EL frische Kräuter (z. B. Petersilie, Schnittlauch)
- Salz, Pfeffer
- 1 große Möhre
- 1 gelbe Zucchini
- 2 Putenschnitzel
- 2 Scheiben Parmaschinken
- 2 Salbeiblätter

- Die Wildkräuter und Salatblätter gut waschen, trockenschütteln und in mundgerechte Stücke zupfen.
- Die Zwiebel sehr fein würfeln.
- Aus 2 Esslöffeln Öl, Apfelessig und Zitronensaft ein Dressing anrühren. Kräuter und Zwiebelwürfel hinzufügen, mit Salz und Pfeffer würzen. Noch einmal verrühren.
- Die Möhre schälen und in Scheiben schneiden.
- Die Zucchini waschen und mit einem Gemüseschäler längs in dünne Scheiben schneiden.
- Die Putenschnitzel abspülen und trockentupfen.
- Zwischen zwei Lagen Folie (Gefrierbeutel) das Fleisch etwas dünner klopfen.
- Die Schnitzel salzen und pfeffern. Jeweils 1 Scheibe Parmaschinken und 1 Streifen Zucchini auf ein Putenschnitzel legen, das Schnitzel zusammenklappen und mit einem Zahnstocher nebst Salbeiblatt fixieren.
- 1 Esslöffel Öl in einer Pfanne erhitzen, die Möhrenscheiben und restlichen Zucchinistreifen darin andünsten. Das Gemüse an den Pfannenrand schieben und die Putenschnitzel auf beiden Seiten jeweils ca. 3 Minuten goldbraun braten.
- Wildkräutersalat, Möhren und Zucchini zusammen mit dem Kräuterdressing und dem Puten-Cordon-bleu anrichten.

Pulled Chicken in Champignons mit Süßkartoffelpommes

darmfreundlich, nebennierenfreundlich, präbiotisch

Für 2 Personen

50 Min.

- 2 Hähnchenbrustfilets
- 2 Schalotten
- 100 ml Knochenbrühe (Seite 41) oder Gemüsebrühe (Seite 123)
- 50 ml Coconut Aminos (sojafreie Würzsoße)
- 4–6 Riesenchampignons (je nach Größe)
- 1 mittelgroße Süßkartoffel
- 1 EL Tapiokastärke
- 2 EL Olivenöl
- Salz, Pfeffer

- Die Hähnchenbrustfilets waschen. Schalotten häuten und halbieren.

- Die Brühe in einem Topf aufkochen lassen. Die Coconut Aminos hinzufügen, die Hähnchenbrüste und die Schalotten dazugeben. Alles bedeckt ca. 20 Minuten köcheln lassen.

- In der Zwischenzeit die Champignons putzen und die Stiele entfernen.

- Die Süßkartoffel schälen und in dicke Stifte schneiden, die Stifte mit 1 Esslöffel Tapiokastärke bestreuen, auf ein mit Backpapier belegtes Backblech geben und mit 2 Esslöffeln Olivenöl beträufeln.

- Den Backofen auf 200 °C Umluft vorheizen.

- Das Hähnchenbrustfilet nach der Garzeit aus dem Topf nehmen und mit zwei Gabeln auseinanderzupfen. Das Fleisch in die Champignons füllen, die gefüllten Pilze in eine feuerfeste Form geben und zusammen mit den Süßkartoffelpommes 20 bis 25 Minuten im Ofen backen.

- Die Süßkartoffelpommes während der Backzeit 2- bis 3-mal wenden.

- Die Soße im Topf einkochen, bis sie die gewünschte Sämigkeit erreicht hat. Die Schalotten entfernen, die Soße mit Salz und Pfeffer abschmecken.

- Die Süßkartoffelpommes mit den gefüllten Champignons anrichten und die Soße darüberträufeln.

Schnelle Pfanne mit Süßkartoffel und Zucchini

darmfreundlich, nebennierenfreundlich, präbiotisch
Für 2 Personen
20 Min.

1 kleine Süßkartoffel • 1 Zucchini • 1 Zwiebel • 1 Knoblauchzehe • 1 EL Öl • 200 g Hackfleisch vom Rind • 1 Handvoll Spinat • 150 ml Knochenbrühe (Seite 41) • Salz, Pfeffer

- Die Süßkartoffel und die Zucchini schälen, waschen und in kleine Würfel schneiden. Die Zwiebel häuten und ebenfalls fein würfeln. Den Knoblauch schälen und in feine Scheiben schneiden.

- In einer großen Pfanne das Öl erhitzen und darin das Hackfleisch zusammen mit den Zwiebeln und dem Knoblauch ca. 3 Minuten anbraten.

- Die Süßkartoffel und die Zucchini in die Pfanne geben, leicht anbraten und die Fleisch-Gemüse-Mischung mit Knochenbrühe aufgießen. Die Flüssigkeit verkochen lassen.

- Den Spinat dazugeben und alles gut vermengen. Mit Salz und Pfeffer abschmecken.

- Die Fleisch-Gemüse-Pfanne auf 2 Tellern anrichten.

Chicorée-Schiffchen mit Forelle und Apfel-Gurken-Salat

darmfreundlich, präbiotisch, ballaststoffreich
Für 2 Personen
20 Min.

6 Chicoréeblätter • ½ Salatgurke • ½ Apfel • 1 Avocado • 100 ml Wasser • Saft einer ½ Zitrone • 1 Kästchen Kresse • Salz, Pfeffer • 2 Forellenfilets (geräuchert) • 1 EL Kapern

- Die Chicoréeblätter waschen und trockentupfen.

- Die Salatgurke schälen, entkernen und in kleine Würfel schneiden. Den Apfel schälen, entkernen und ebenfalls klein würfeln.

- Die Avocado halbieren, entkernen und das Fruchtfleisch in eine Schüssel geben. Das Wasser, den Zitronensaft und die Kresse hinzufügen. Mit Salz und Pfeffer abschmecken.

- Das Avocado-Kresse-Dressing mit den Apfel- und Gurkenstückchen vermengen und den Salat gleichmäßig auf die Chicoréeblätter verteilen.

- Die Forellenfilets auseinanderzupfen und auf den Schiffchen anrichten.

- Die Kapern über die Chicorée-Schiffchen streuen.

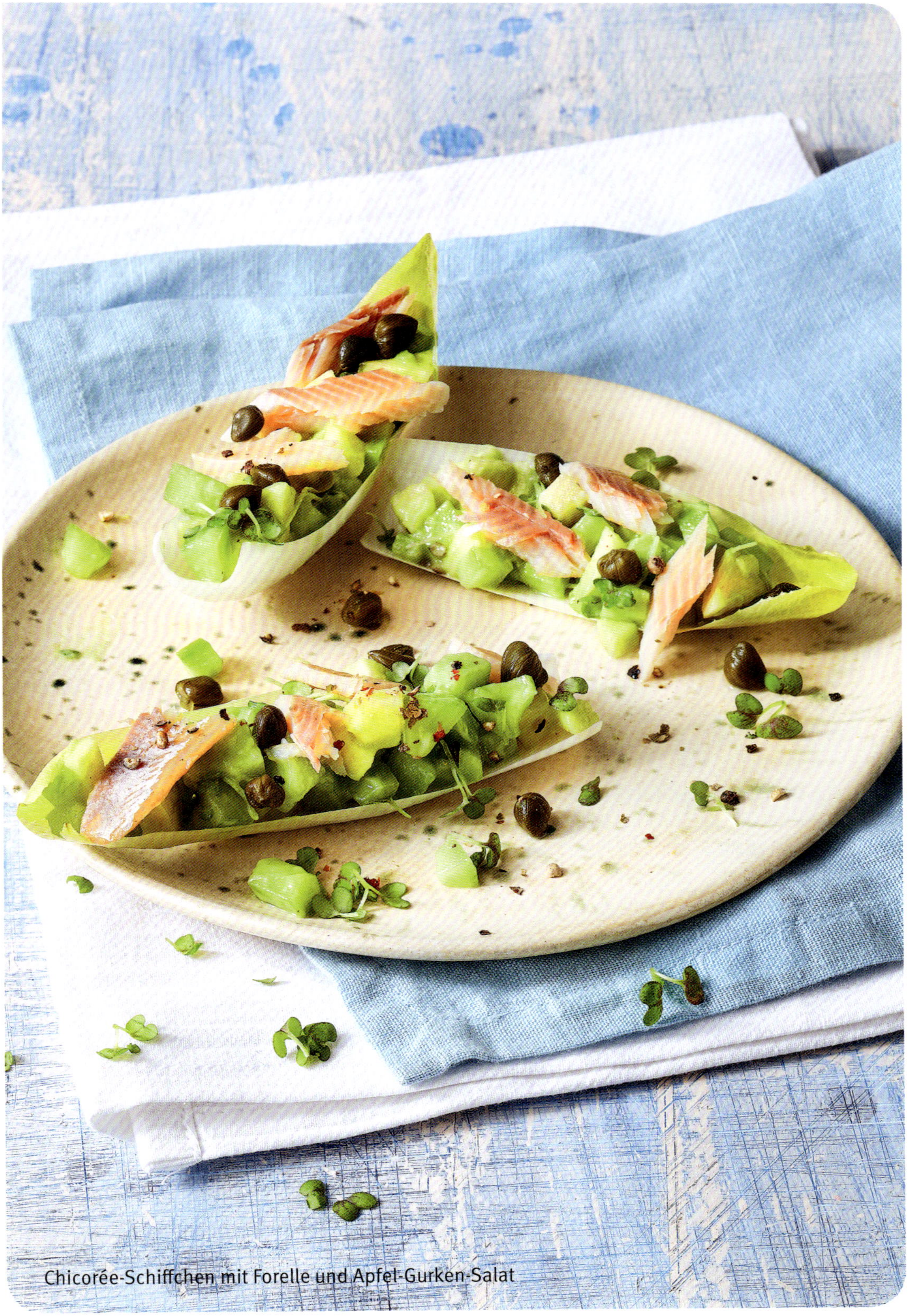

Chicorée-Schiffchen mit Forelle und Apfel-Gurken-Salat

Seelachs mit Süßkartoffelstampf und Gurkensalat

darmfreundlich, nebennierenfreundlich, reich an Omega-3-Fettsäuren

Für 2 Personen

30 Min.

- 1 Salatgurke
- 1 kleine Zwiebel
- 1 Bund frische Petersilie
- 2 EL Öl
- 1 EL Apfelessig
- Salz, Pfeffer
- 1 mittelgroße Süßkartoffel
- 2 Seelachsfilets
- 3 EL Erdmandelmehl
- etwas Öl
- Muskat

● Die Salatgurke schälen, in feine Scheiben hobeln und in eine Schüssel geben.

● Die Zwiebel fein würfeln und zu den Gurkenscheiben geben. Die Petersilie sehr fein hacken. Die Hälfte davon zu den Gurken geben. Aus Öl, Apfelessig, Salz und Pfeffer ein Dressing anrühren und mit der Gurke vermengen.

● Die Süßkartoffel schälen und in grobe Stücke schneiden. Die Stücke in einem Topf mit Wasser bedecken und in 10 bis 15 Minuten (je nach Dicke der Stücke) weich kochen.

● Den Seelachs waschen, trockentupfen und in breite Streifen schneiden. Mit Salz und Pfeffer (wenn verträglich) würzen.

● Das Erdmandelmehl mit dem Rest der gehackten Petersilie vermengen. Die Fischstreifen darin wälzen und in einer heißen Pfanne unter Zugabe von etwas Öl von beiden Seiten ca. 6 Minuten goldbraun braten, dabei mehrmals wenden.

● Die Süßkartoffeln nach Ende der Garzeit abgießen und zu feinem Püree stampfen, mit Salz, Pfeffer und Muskat würzen.

● Das Püree, das Seelachsfilet und den Gurkensalat zusammen anrichten.

Thunfischsalat mit Radieschen und Rucola

darmfreundlich, nebennierenfreundlich, reich an Omega-3-Fettsäuren

Für 2 Personen

30 Min.

2 Handvoll Rucola • 6 Radieschen • ½ Salatgurke • 2 Frühlingszwiebeln • 1 Avocado • 2 EL Öl • 1 EL Himbeeressig • 1 TL Honig • 1 EL frische Kräuter (z. B. Petersilie, Schnittlauch) • Salz und Pfeffer • 180 g Thunfisch (im eigenen Saft)

- Den Rucola putzen, waschen und trockenschütteln. In mundgerechte Stücke zupfen.
- Die Radieschen, die Salatgurke und die Frühlingszwiebeln waschen, putzen und in Scheiben bzw. Ringe schneiden.
- Die Avocado halbieren, entkernen und das Fruchtfleisch längs in Scheiben schneiden.
- Aus Öl, Himbeeressig, Honig und frischen Kräutern ein Dressing anrühren, mit Salz und Pfeffer abschmecken.
- Den Thunfisch abtropfen lassen und zerpflücken.
- Alles zusammen anrichten und mit dem Salatdressing garnieren.

Knoblauchgarnelen mit Ofengemüse

darmfreundlich, nebennierenfreundlich, präbiotisch

Für 2 Personen

50 Min.

1 große Möhre • 1 Knolle Rote Bete • 1 kleine Zucchini • 4 braune Champignons • 1 Zwiebel • 5 EL Olivenöl • Salz, Pfeffer • 2 Stängel Thymian • 1 Zweig Rosmarin • ½ Bund Petersilie • 2 Knoblauchzehen • 4 Riesengarnelen • Saft einer ½ Zitrone

- Den Backofen auf 200 °C Ober-/Unterhitze vorheizen. Möhre und Rote Bete schälen, Zucchini und Champignons waschen. Das Gemüse in nicht zu dünne Scheiben schneiden. Die Zwiebel abziehen und vierteln.
- Gemüse und Zwiebel auf ein Backblech geben, mit 3 Esslöffeln Olivenöl beträufeln, salzen und pfeffern, durchmengen. Thymianstängel und Rosmarinzweig dazugeben.
- Das Gemüse im Backofen ca. 30 Minuten garen, dabei gelegentlich wenden.
- 10 Minuten vor Ende der Garzeit die Petersilie waschen, fein hacken. Den Knoblauch schälen und in dünne Scheiben schneiden. Die Garnelen waschen, trockentupfen und in einer Pfanne mit 2 Esslöffeln Öl ca. 5 Minuten anbraten.
- Den Knoblauch dazugeben, kurz mitbraten, mit Zitronensaft ablöschen. Die Petersilie hinzufügen, salzen und pfeffern.
- Das Gemüse aus dem Ofen nehmen und mit den Garnelen anrichten.

Basilikumsalat mit Rotbarsch

darmfreundlich, nebennierenfreundlich, reich an Omega-3-Fettsäuren

Für 2 Personen

25 Min.

2 Rotbarschfilets • Saft einer ½ Zitrone • Salz, Pfeffer • 1 Bund Basilikum • 1 Romanasalatherz • 400 g Pilze (z. B. Champignons) • 1 Knoblauchzehe • 2 EL Olivenöl • 1 EL Apfelessig • 1 TL Honig • 1 EL frische gehackte Petersilie

- Die Rotbarschfilets waschen und trockentupfen, mit Zitronensaft beträufeln, salzen und pfeffern.

- Das Basilikum waschen, trockenschütteln und die Blätter abzupfen. Das Romanasalatherz vom Strunk befreien, waschen, trockenschütteln und in mundgerechte Stücke teilen. Die Pilze putzen und in Scheiben schneiden. Den Knoblauch schälen und fein hacken.

- Aus Olivenöl, Apfelessig, Honig und Petersilie ein Dressing anrühren. Mit Salz und Pfeffer abschmecken.

- Etwas Öl in einer Pfanne erhitzen. Die Pilze und den Knoblauch darin goldbraun braten.

- Eine zweite Pfanne mit etwas Öl erhitzen und die Rotbarschfilets darin beidseitig je ca. 3 bis 4 Minuten goldbraun braten.

- Den Basilikum-Romana-Salat mit den Pilzen und dem Dressing anrichten, das Rotbarschfilet dazugeben.

Spitzkohl-Garnelen-Pfanne

darmfreundlich, nebennierenfreundlich, ballaststoffreich

Für 2 Personen

30 Min.

1 kleiner Spitzkohl • 1 kleine Zwiebel • 1 Knoblauchzehe • 1 mittelgroße Möhre • 1 EL Öl • 200 g Garnelen (küchenfertig) • 150 ml Knochenbrühe (Seite 41) oder Gemüsebrühe (Seite 123) • ½ Bund Petersilie • Salz • 1 bis 2 TL Coconut Aminos (sojafreie Würzsoße)

- Den Spitzkohl putzen, waschen, den Strunk entfernen und den Kohl in Streifen schneiden. Die Zwiebel abziehen und würfeln. Den Knoblauch fein hacken. Die Möhre putzen, schälen und grob raspeln.

- Das Öl in einer hohen Pfanne erhitzen und die Garnelen zusammen mit dem Knoblauch 3 bis 4 Minuten anbraten. Die Garnelen aus der Pfanne nehmen und beiseitestellen.

- Die Zwiebeln in der Pfanne glasig andünsten. Den Spitzkohl dazugeben, kurz anbraten und mit der Brühe aufgießen, die geraspelten Möhren hinzufügen. Alles zugedeckt bei mittlerer Hitze ca. 10 Minuten garen.

- Zwei Minuten vor Ende der Garzeit die Garnelen zum Spitzkohl in die Pfanne geben.

- Die Petersilie waschen, trockenschütteln und fein hacken. Abschließend die Spitzkohlpfanne mit Salz und Coconut Aminos abschmecken und mit der Petersilie bestreuen.

Lachs mit Fenchel-Orangen-Gemüse

darmfreundlich, nebennierenfreundlich, reich an Omega-3-Fettsäuren und Ballaststoffen

Für 2 Personen

30 Min.

- 1 große Zwiebel
- 2 Fenchelknollen
- 3 Orangen
- 2 EL Olivenöl
- Salz, Pfeffer
- Thymian (frisch oder getrocknet)
- 2 Wildlachsfilets
- ½ Zitrone

- Die Zwiebel abziehen und fein würfeln. Den Fenchel putzen, vom Strunk befreien und in feine Streifen schneiden.

- Zwei Orangen auspressen, den Saft auffangen. Die dritte Orange filetieren. Dazu die oberen Enden der Orange so weit abschneiden, dass das Fruchtfleisch zu sehen ist. Nun die restliche Schale in Streifen so herunterschneiden, dass die weiße Haut vollständig entfernt wird. Die Orangenfilets zwischen den Trennhäuten herausschneiden.

- 1 EL Olivenöl in einem Topf erhitzen, die Zwiebeln darin andünsten, bis sie glasig sind.

- Den Fenchel dazugeben, leicht anbraten und mit dem Orangensaft ablöschen. Mit Salz, Pfeffer und Thymian würzen. Das Gemüse zugedeckt bei kleiner Hitze ca. 10 Minuten schmoren lassen.

- Die Lachsfilets abspülen, trockentupfen und mit Zitronensaft beträufeln.

- Die Filets in einer heißen Pfanne mit 1 Esslöffel Öl beidseitig goldbraun braten. Danach salzen und pfeffern (wenn Pfeffer verträglich ist).

- Die Orangenfilets vorsichtig unter das Fenchelgemüse heben.

- Das Fenchelgemüse zusammen mit den Lachsfilets auf einem Teller anrichten.

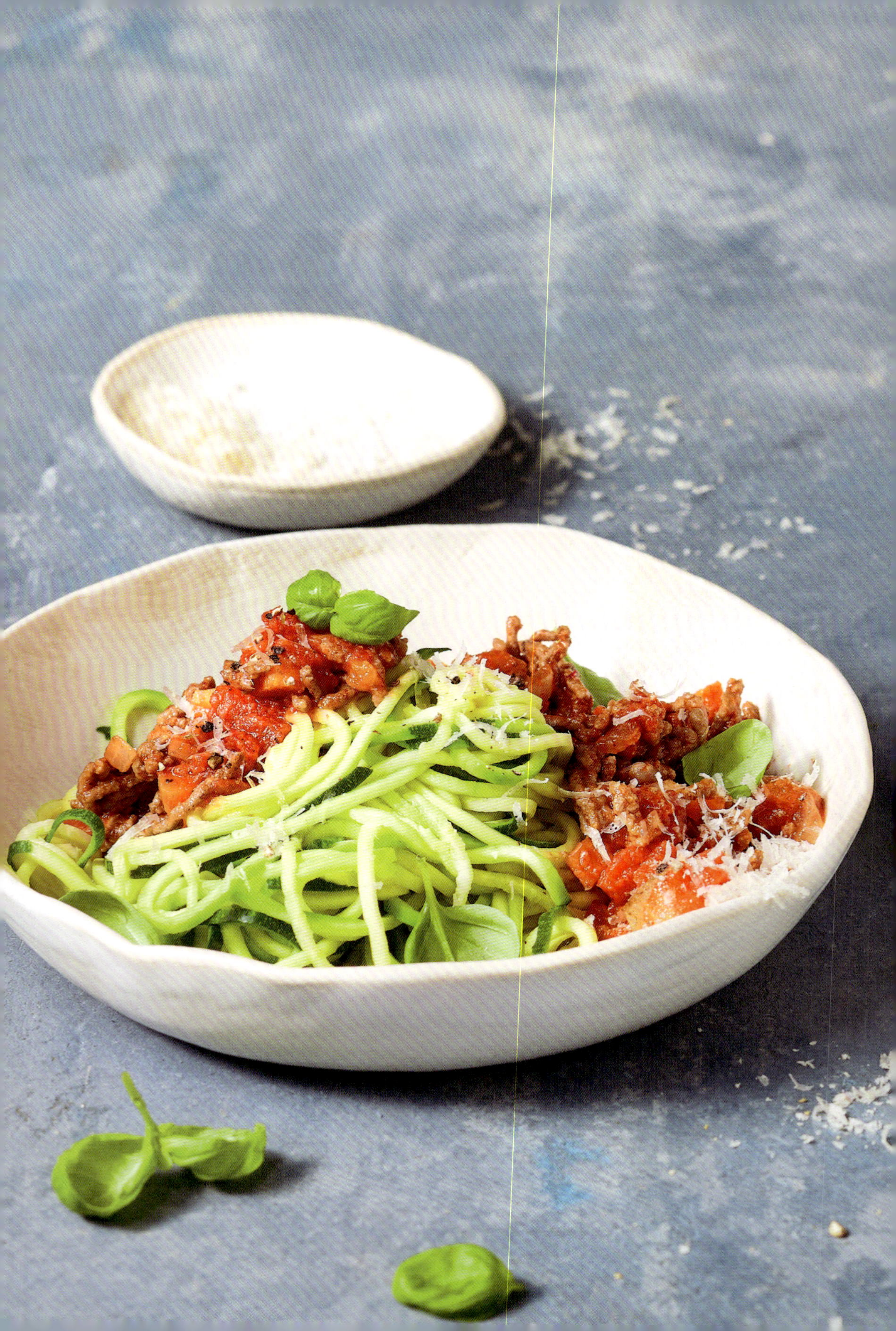

Wohlfühl-Rezepte

Sie möchten Ihre Beschwerden lindern, ohne auf Genuss zu verzichten? Hier werden Sie fündig: Eine bunte Auswahl an leckeren Gerichten und Snacks sorgt dafür, dass Sie sich und Ihrem Immunsystem tagtäglich Gutes tun können.

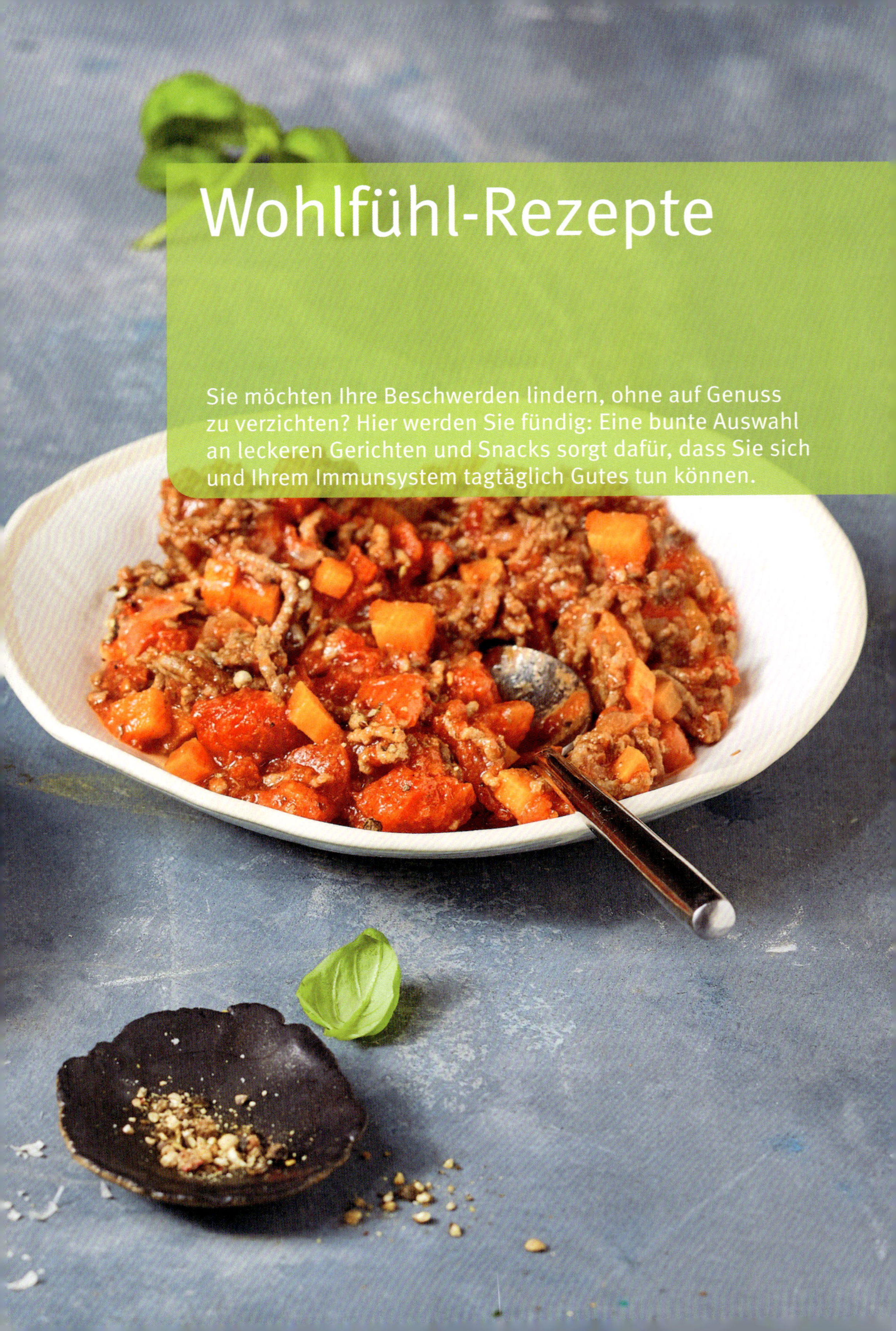

FRÜHSTÜCK

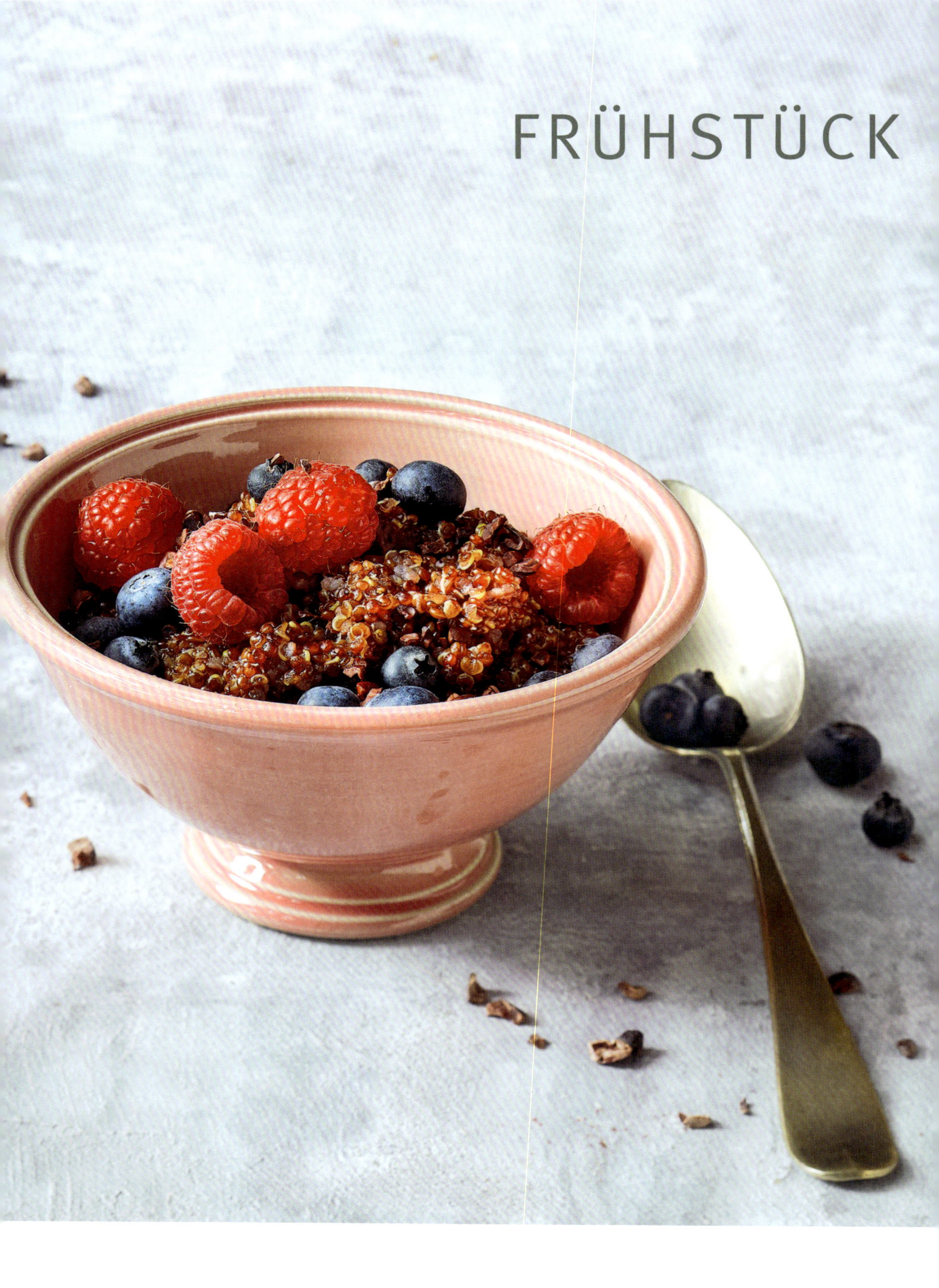

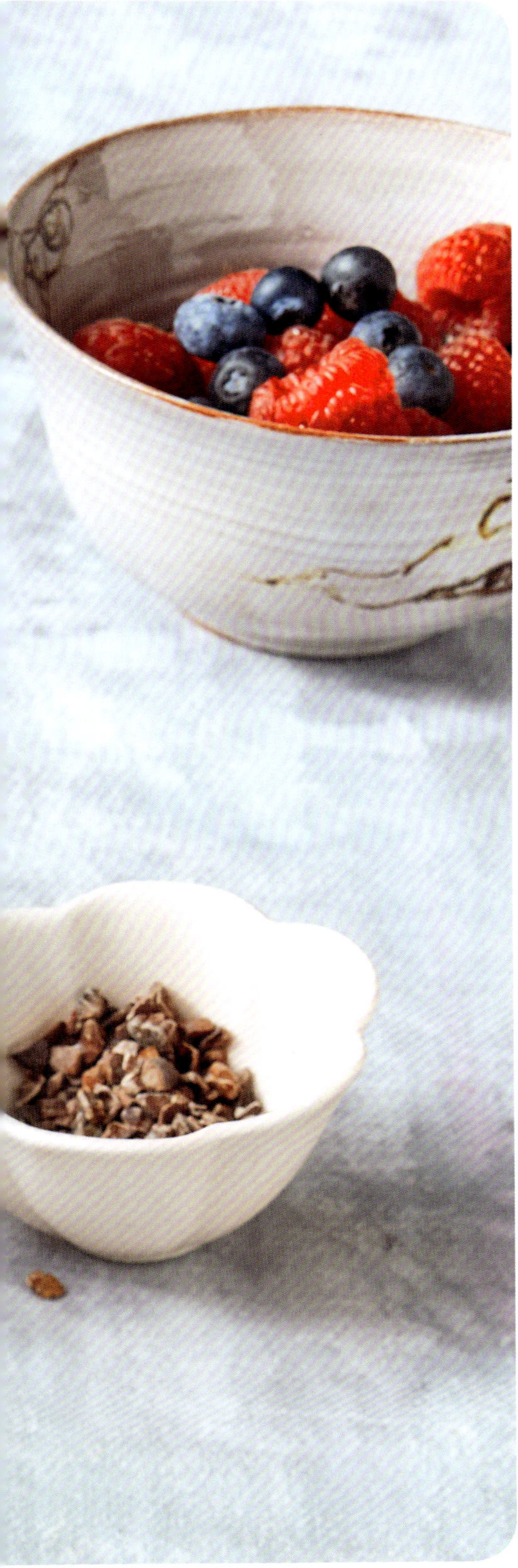

Quinoa-Porridge mit Beeren

vegan, ballaststoffreich, reich an Antioxidanzien

Für 2 Personen

20 Min.

60 g Quinoa • 250 ml Reisdrink • 2 TL Reissirup • 2 TL Zimt

Topping:

100 g Blaubeeren • 100 g Himbeeren • 2 TL Kokosmus • 2 TL Kakaonibs

- Quinoa gründlich unter heißem Wasser waschen, mit der Pflanzenmilch in einen Topf geben und kurz aufkochen lassen.

- Die Temperatur reduzieren, Reissirup und Zimt hinzufügen und das Porridge bei schwacher Hitze unter gelegentlichem Rühren ca. 15 Minuten bis zur gewünschten Konsistenz köcheln lassen.

- In der Zwischenzeit die Beeren waschen und abtropfen lassen.

- Das Quinoa-Porridge in 2 Schüsseln füllen, mit den Beeren garnieren.

- Das Kokosmus darüberträufeln und mit Kakaonibs bestreuen.

Schoko-Zimt-Granola

vegan, ballaststoffreich, enthält Lektin
10 Portionen
40 Min.

30 g Kokosöl • 30 g Kokosblütensirup • 1 EL Rohkakao • 1 TL Zimt • 100 g Hirse- oder Buchweizenflocken • 30 g gepuffter Quinoa • 75 g gehackte Nüsse nach Wahl • 25 g Sonnenblumen- oder Kürbiskerne • 25 g geschrotete Leinsamen • 20 g Kokosraspel • 2 EL Chiasamen • 2 EL Kakaonibs

- Den Backofen auf 175 °C Ober-/Unterhitze vorheizen.

- Das Kokosöl in einem Topf erwärmen. Kokosblütensirup, Kakao und Zimt einrühren und kurz aufkochen lassen.

- Die übrigen Zutaten, bis auf die Chiasamen und Kakaonibs, mischen.

- Das Kokosöl zu der Mischung geben und alles gut vermengen.

- Die Masse auf ein mit Backpapier ausgelegtes Backblech geben, leicht andrücken und 15 bis 20 Minuten im Ofen backen. Zwischendurch nachschauen, damit das Granola nicht zu dunkel wird. Nach der Backzeit kurz auskühlen lassen.

- Chiasamen und Kakaonibs unterrühren und das Granola in ein Vorratsglas füllen.

Variante Bei diesem Granola können Zutaten beliebig getauscht werden, z. B. kann Zimt durch Vanille ersetzt werden. Zartbitter-Schokoladensplitter machen das Granola noch schokoladiger!

Himbeer-Schoko-Crunch

vegan, reich an Antioxidanzien und Ballaststoffen
Für 1 Person
10 Min.

100 g Himbeeren • 1 EL Ahornsirup • 150 g Kokosjoghurt • 30 g Proteinpulver (optional) • 4 EL Schoko-Zimt-Granola (Seite 92)

- Die Himbeeren verlesen und abspülen. Ein paar Himbeeren beiseitelegen.

- Die Beeren in eine hohe Schüssel geben und mit dem Stabmixer pürieren. Den Ahornsirup hinzufügen und gut verrühren.

- Den Kokosjoghurt in eine Müslischale geben. Nach Belieben das Proteinpulver einrühren.

- Die Himbeersoße auf dem Joghurt verteilen, das Schoko-Zimt-Granola darüberstreuen.

- Den Himbeer-Schoko-Crunch mit den restlichen Beeren garnieren.

Hirsebrei mit Nektarine

vegan, ballaststoffreich, enthält Lektin

Für 2 Personen

15 Min.

1 Nektarine • 200 ml Wasser • 200 ml Mandeldrink • 60 g Hirseflocken • 2 EL Dattelsirup • ½ TL Zimt • ½ TL Vanille aus der Mühle • 1 Prise Salz • 20 g Proteinpulver (optional) • 2 EL Mandelmus

- Die Nektarine waschen und in Spalten schneiden.
- Das Wasser zusammen mit dem Mandeldrink in einem Topf aufkochen lassen.
- Hirseflocken, 1 Esslöffel Dattelsirup, Zimt, Vanille und Salz dazugeben und den Brei auf kleiner Hitze ca. 5 Minuten köcheln lassen. Zwischendurch immer wieder umrühren, damit nichts anbrennt. Optional das Proteinpulver hinzufügen. Wird die Konsistenz zu dickflüssig, etwas Mandeldrink nachgießen.
- In der Zwischenzeit die Nektarine mit dem restlichen Dattelsirup in einer Pfanne kurz erwärmen.
- Den Hirsebrei in eine Schüssel geben. Die warmen Nektarinen darauf anrichten.
- Das Mandelmus darüberträufeln und servieren.

Overnight Oats

darmfreundlich, reich an Omega-3-Fettsäuren und Ballaststoffen

Für 1 Person

5 Min. + 8 Std. Einweichen (über Nacht)

45 g glutenfreie Haferflocken • 1 EL Chiasamen • 100 ml Mandeldrink • 1 TL Ahornsirup

- Die Haferflocken mit den Chiasamen mischen und in einer Schüssel zusammen mit dem Mandeldrink und dem Ahornsirup vermengen.
- Die Haferflocken in ein verschließbares Glasgefäß füllen, in den Kühlschrank stellen und über Nacht ziehen lassen. Mit einem Topping (Seite 96) genießen

Tipp Die Overnight Oats eignen sich prima zum Mitnehmen.

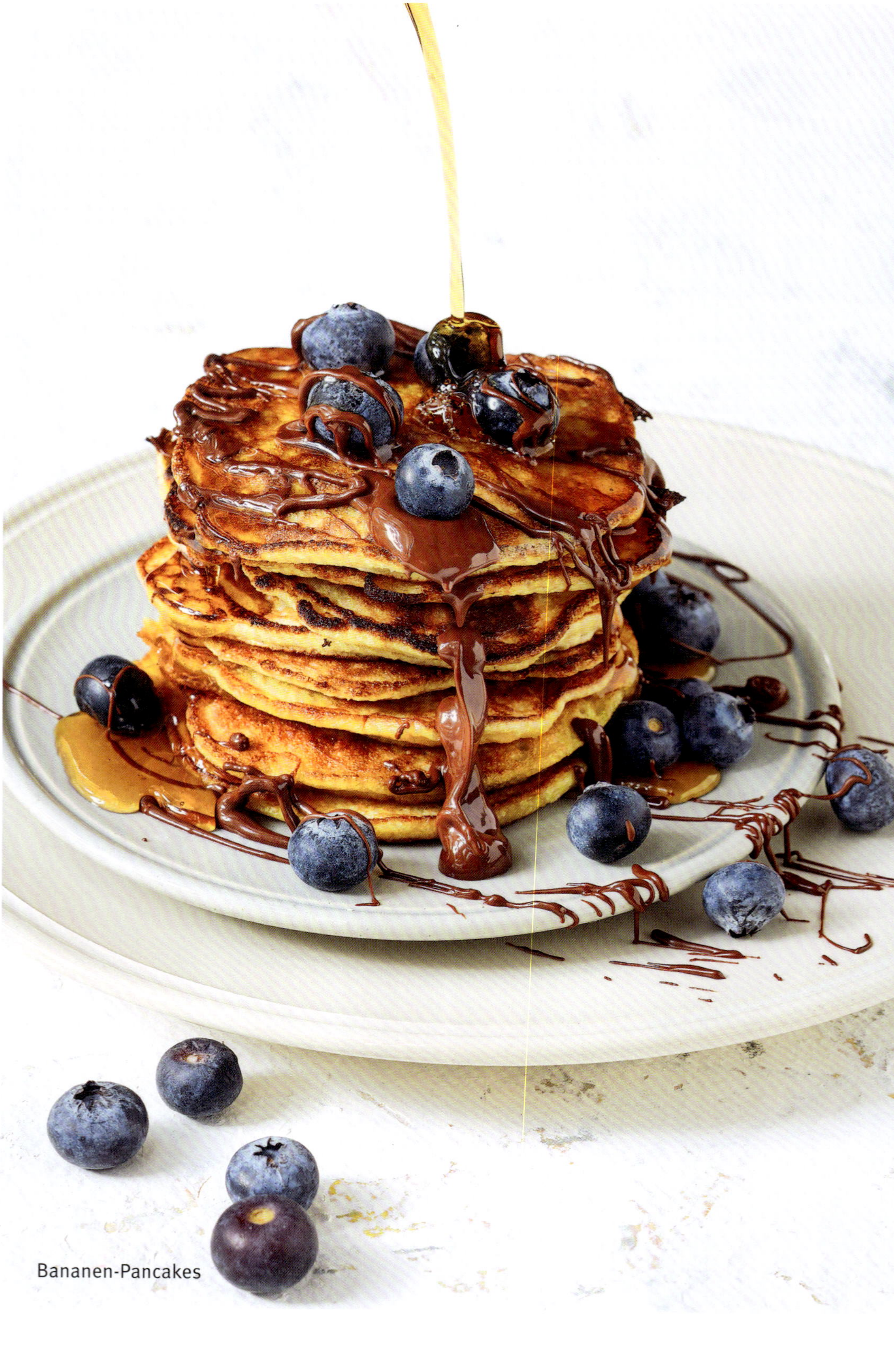

Bananen-Pancakes

Bananenbrot

vegetarisch, ballaststoffreich, darmfreundlich

Für 10 Scheiben

⏲ 15 Min. + 45 Min. Backzeit

2 reife Bananen • 1 Handvoll Walnüsse • 4 Datteln • 3 Eier • 80 g gemahlene Mandeln • 60 g gemahlene Kokosraspel • 1 EL Kokosöl • 1 TL Backpulver (glutenfrei) • 1 TL Zimt • 1 TL Vanillemark oder Vanille aus der Mühle • 1 Prise Salz

● Den Backofen auf 180 °C Umluft vorheizen.

● Die Bananen mit einer Gabel zerdrücken. Die Walnüsse fein hacken, die Datteln in kleine Stücke schneiden.

● Alle Zutaten in eine Schüssel geben und gut durchmixen.

● Eine Kastenform mit Backpapier auskleiden. Den Teig hineingießen.

● Das Bananenbrot im vorgeheizten Backofen 40 bis 45 Minuten backen.

Bananen-Pancakes

vegetarisch, darmfreundlich, reich an Antioxidanzien

Für 1 Person

⏲ 20 Min.

1 Handvoll Blaubeeren • 1 mittelgroße Banane • 2 Eier • 1 EL Mandelmehl • 1 EL Öl • 10 g Zartbitterschokolade (mind. 70 % Kakao) • 1 EL Ahornsirup

● Blaubeeren verlesen und waschen.

● Die Banane mit einer Gabel zu Brei zerdrücken und mit den Eiern verquirlen. Das Mandelmehl dazugeben und alles gut vermengen.

● In einer Pfanne mit etwas Öl kleine Pancakes goldbraun ausbacken.

● Währenddessen die Schokolade schmelzen.

● Die fertigen Pancakes zu einem Türmchen stapeln, Blaubeeren darauf verteilen, mit flüssiger Schokolade und Ahornsirup garnieren.

Chia-Pudding

vegan, reich an Omega-3-Fettsäuren und Ballaststoffen

Für 1 Person

10 Min. + 20 Min. Quellzeit

200 ml Mandeldrink • 20g Chiasamen • ½ TL Vanille aus der Mühle

- Mandeldrink mit den Chiasamen und der geriebenen Vanille gut vermischen. Mindestens 20 Minuten (oder über Nacht) zugedeckt im Kühlschrank quellen lassen.

- Der Chia-Pudding ist fertig, wenn er eine puddingartige Konsistenz erreicht hat.

- Den Pudding mit einem der Toppings genießen.

Topping Himbeere-Banane-Mandel

reich an Omega-3-Fettsäuren und Ballaststoffen

Für 1 Person

20 Minuten

75 g TK-Himbeeren • 1 TL Kokosblütensirup • 1 TL Kokosöl • 25 g Mandelblättchen • ¼ Banane

- Himbeeren auftauen lassen. Mit einem Stabmixer pürieren. Kokosblütensirup unterrühren.

- In einer Pfanne die Mandelblättchen in Kokosöl goldbraun anrösten.

- Die Banane schälen und in Scheiben schneiden.

- Chia-Pudding/Oats in einem Glas anrichten, Himbeersoße darübergeben und mit Bananen und Mandeln verzieren.

Topping Birne-Walnuss

Für 1 Person

10 Minuten

1 Birne • 20 g Walnüsse • 1 EL Pistazienmus

- Birne waschen, vierteln, entkernen und in Spalten schneiden. Walnüsse hacken.

- Chia-Pudding/Oats in ein Glas oder Schälchen geben. Birnen darauf anrichten, Nüsse darüberstreuen und den Pudding mit Pistazienmus beträufeln.

Topping Erdbeer-Kokos

Für 1 Person

15 Minuten

75 g Erdbeeren • 2 EL Kokosmus • 1 EL Kakaonibs

- Erdbeeren putzen, waschen und vierteln. Kokosmus leicht erwärmen.

- Chia-Pudding/Oats in einem Glas oder Schälchen anrichten. Erdbeeren darauf verteilen, Kokosmus darüberträufeln und den Pudding mit Kakaonibs garnieren.

Chia-Marmelade

vegan, reich an Omega-3-Fettsäuren
Für 4 Personen
30 Min. + 2 Std. Quellzeit

200 g Früchte (frisch oder TK, z. B. Erdbeeren) • 2 EL Chiasamen • 1 EL Reissirup (oder Kokosblütensirup) • ½ TL Vanillepaste

- Die Früchte waschen und, falls nötig, in Stücke schneiden.
- Die Früchte mit dem Reissirup in einem Topf unter ständigem Rühren 5 Minuten köcheln lassen. Dann die Vanille einrühren.
- Je nachdem, wie stückig die Marmelade werden soll, nicht zerkochte Fruchtstücke mit einer Gabel zerdrücken oder mit dem Mixer fein pürieren.
- Den Fruchtbrei gut auskühlen lassen.
- Nun die Chiasamen hinzufügen und gut mit den Früchten vermengen.
- Die Marmelade ein sauberes Glas füllen und 2 Stunden im Kühlschrank quellen lassen.
- Gut verschlossen hält sich die Chia-Marmelade ca. 4 bis 5 Tage im Kühlschrank.

Tipp Probieren Sie mal Haferflockenbrötchen mit Mandelmus und dazu Chia-Marmelade – einfach köstlich!

Eier-Muffins

nebennierenfreundlich, enthält Lektin
Für 3 Muffins
20 Min.

½ kleine Zwiebel • ½ kleine Tomate • 1 Scheibe Putenbrustaufschnitt • etwas Öl • 3 Eier • Salz, Pfeffer • Schnittlauch

- Den Backofen auf 200 °C Ober- und Unterhitze vorheizen.
- Zwiebel, Tomate und Putenbrustaufschnitt fein würfeln.
- Eine Muffin-Backform mit Öl einfetten.
- In 3 der Ausbuchtungen etwas Zwiebel, Tomate und Putenschinken füllen.
- Die Eier in einer Schüssel aufschlagen, mit Salz und Pfeffer würzen und ca. 1 Minute verquirlen. Die Eiermasse in die 3 Formen gießen, dabei bis zum Rand auffüllen, und die Muffins 15 bis 20 Minuten backen.
- Die Eier-Muffins aus dem Ofen nehmen, auf einem Teller anrichten und mit frischem Schnittlauch garnieren.

Tipp Statt Putenbrustaufschnitt können Sie auch sehr gut Bio-Bacon verwenden. Die Muffin-Form damit auslegen und die Eiermasse einfüllen. Die Muffins eignen sich übrigens prima zum Mitnehmen.

Spinat-Omelette mit Feta

nebennierenfreundlich, enthält Lektin und Casein
Für 2 Personen
25 Min.

1 Handvoll Babyspinat • 4 Kirschtomaten • 4 Eier • 50 ml Mandeldrink • 1 Prise Muskatnuss • Salz, Pfeffer • 1 EL Olivenöl • 1 EL Petersilie (gehackt) • 50 g Fetakäse (optional)

- Den Spinat waschen und trockenschütteln.
- Die Tomaten waschen und vierteln.
- Eier mit dem Mandeldrink in einer Schüssel verquirlen, mit Muskat, Salz und Pfeffer abschmecken.
- Öl in einer Pfanne erhitzen, Spinat hinzufügen und zusammenfallen lassen. Tomaten dazugeben und die verquirlten Eier darübergießen. Bei geringer Hitze ca. 10 Minuten garen.
- Fetakäse über das Omelette bröseln und kurz mitgaren, Petersilie darüberstreuen und das Omelette auf zwei Tellern anrichten.

Zucchini-Möhren-Brot mit Avocado und Lachs

nebennierenfreundlich, reich an Omega-3-Fettsäuren und Ballaststoffen
Für 2 Personen
10 Min.

½ Bund Schnittlauch • 1 Avocado • Pfeffer • 2 Scheiben Zucchini-Möhren-Brot (Seite 148) • 100 g Räucherlachs

- Den Schnittlauch in kleine Röllchen schneiden.
- Die Avocado halbieren, entkernen und das Fruchtfleisch in eine Schüssel geben. Mit einer Gabel zerdrücken und mit Pfeffer würzen.
- Die Avocadocreme auf die Brotscheiben streichen.
- Den Lachs darauflegen. Die Brote mit Schnittlauch und etwas Pfeffer garnieren.

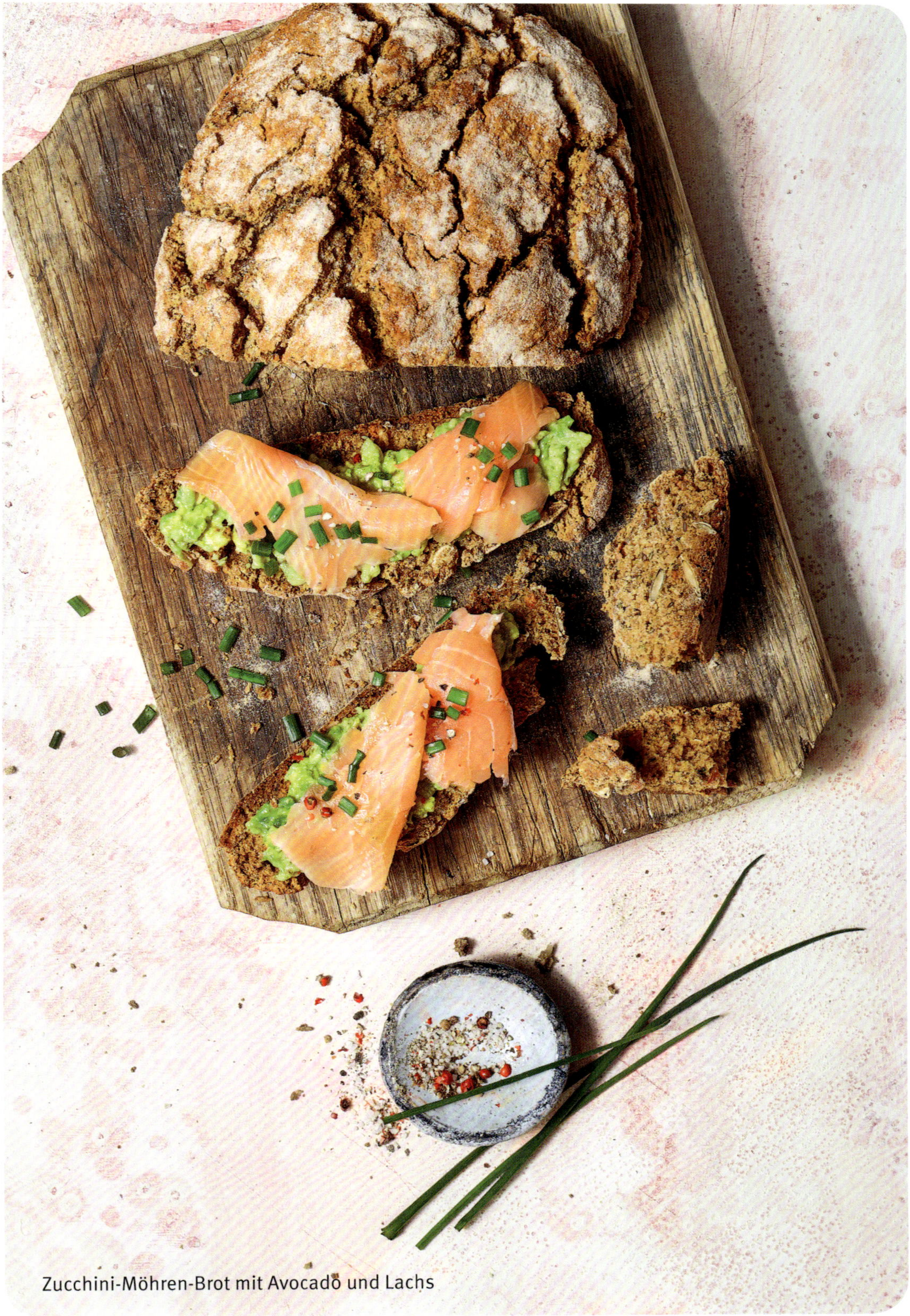

Zucchini-Möhren-Brot mit Avocado und Lachs

POWERDRINKS UND IMMUN-BOOSTER

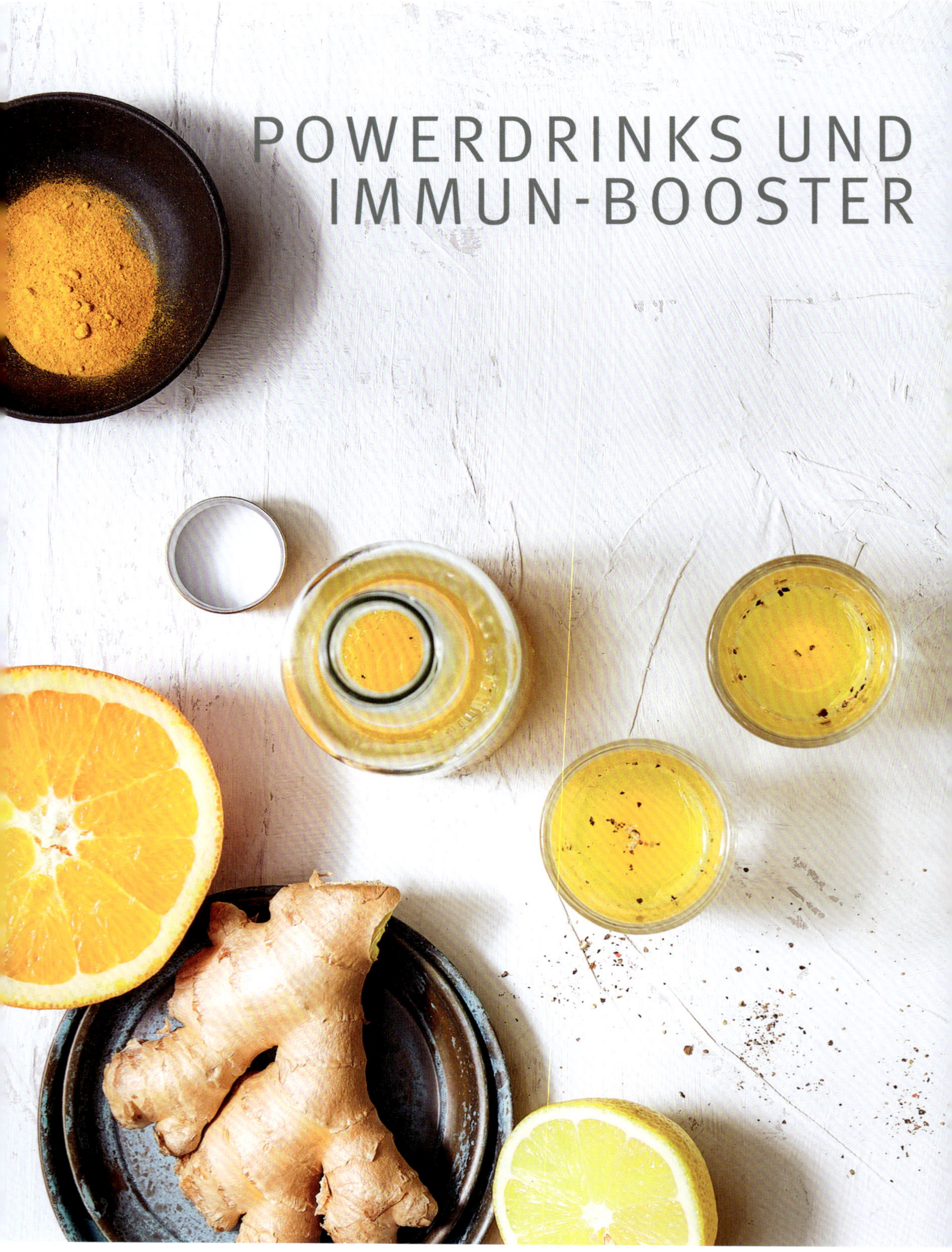

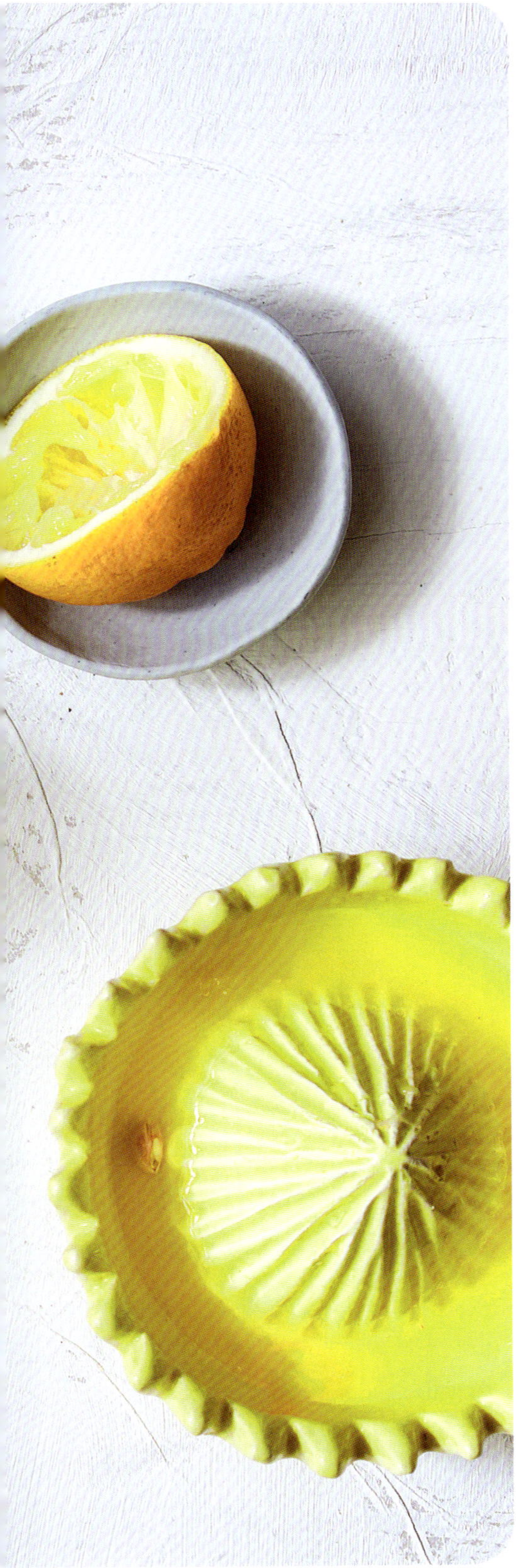

Ingwer-Shot-Immun-Booster

entzündungshemmend, antiviral, immunstärkend

ca. 10 kleine Portionen

10 Min.

1 daumengroßes Stück Bio-Ingwer (ungeschält) • 2 Orangen • 1 Zitrone • 1 TL Kurkumapulver • 1 Prise frisch gemahlener schwarzer Pfeffer • 1 TL Honig

- Den Ingwer gut waschen, trockene Endstücke dünn abschneiden und den Ingwer in kleine Stücke schneiden.

- Die Orangen und die Zitrone auspressen und mit den restlichen Zutaten mischen. Alternativ das Fruchtfleisch zusammen mit den restlichen Zutaten in einem Mixer pürieren.

- Täglich 1 Shot (Schnapsglas) langsam trinken. Der Saft hält sich im Kühlschrank 4 bis 6 Tage.

Guten-Morgen-Powerdrink

entzündungshemmend, nebennierenfreundlich, entgiftend
1 Portion
10 Min.

250 ml heißes Wasser • 1 kleines Stück Ingwer • 1 Zitrone • 1 EL Apfelessig (naturtrüb) • ½ TL Himalaya-Salz oder Natursalz • 1 TL Ahornsirup oder Honig (nach Belieben)

- Ein großes Glas mit heißem Wasser füllen.
- Den Ingwer schälen und mit einer Küchenreibe zerreiben, ins Glas geben. Die Zitrone auspressen, den Saft zusammen mit dem Apfelessig und dem Salz mit in das Glas geben, umrühren.
- Nach Belieben 1 Teelöffel Ahornsirup oder Honig hinzufügen.

Seelenwärmer

nebennierenfreundlich, proteinreich
2 Portionen
5 Min.

1 Banane • 2 EL Erdnussbutter • 1 EL Kakaonibs • 250 ml Kokosmilch • 2 EL glutenfreie Haferflocken oder Buchweizenflocken • 2 Portionen pflanzliches Proteinpulver

- Die Banane schälen.
- Alle Zutaten in einem Mixer zu einem cremigen Smoothie mixen.
- Den Smoothie in Gläser füllen und langsam genießen.

Leber-Detox

entgiftend, entzündungshemmend
2 Portionen
10 Min.

1 Zimtstange • 3 Gewürznelken • 2 Zitronenscheiben • 1 Stück Ingwer (ca. 4 cm lang) • 1 EL Honig • 250 ml heißes Wasser

- Alle Zutaten in einem Mixer pürieren, durch ein Sieb in je ein Glas gießen.

Kurkuma-Ingwer-Tee

entzündungshemmend, immunstärkend
1 Portion
10 Min.

1 Scheibe Ingwer (daumenkuppendick) • 1 TL Kurkumapulver • Saft einer ½ Zitrone • 1 Prise schwarzer Pfeffer • ½ TL Zimt • 1 TL Akazienhonig • 250 ml heißes Wasser

- Ingwer schälen und klein schneiden.
- Alle Zutaten mischen und mit dem heißen Wasser aufgießen. Den Tee 5 Minuten ziehen lassen und genießen.

Old Berta's

antioxidativ, entgiftend, entzündungshemmend
2 Portionen
10 Min.

1 Handvoll Spinat • 1 Blatt Grünkohl • ½ Banane • Saft von 1 Zitrone • 1 Orange • 1 Stück Ingwer (2 cm) • 1 Stück Kurkuma (1 cm) • 6 Minzblätter • 3 Pfefferkörner • 20 g Hanfprotein • 1 TL Acai-Pulver • 300 ml Wasser

- Orange und Banane schälen. Spinat und Grünkohl waschen.
- Alle Zutaten in einen Mixer geben und zu einem Smoothie mixen.
- Smoothie in Gläser füllen und genießen.

Wachmacher

entzündungshemmend, entgiftend, immunstärkend
2 Portionen
10 Min.

1 Mango • ½ Banane • Saft einer ½ Limette • 3 Handvoll Rucola • ½ TL Kurkuma • 3 Pfefferkörner • 1 TL Matcha-Pulver • Minze • 300 ml grüner Tee (ausgekühlt)

- Mango und Banane schälen und zerteilen. Den Limettensaft dazugeben und mit den Früchten vermengen. Rucola waschen.
- Alle Zutaten in einen Mixer geben und zu einem Smoothie mixen.
- Smoothie in Gläser füllen und genießen.

Hulk Power

entgiftend, immunstärkend
2 Portionen
10 Min.

1 Apfel • 1 Orange • ½ Handvoll Rucola • ⅓ Salatgurke • 2 Handvoll Babyspinat • ½ Stange Sellerie • ½ Zitrone • 2 EL Hanfsamen (geschält) • 300 ml Wasser

- Obst und Gemüse gründlich waschen. Orange schälen, Apfel entkernen, beide in Stücke schneiden.
- Alle Zutaten in einem Mixer zu einem cremigen Smoothie mixen.
- Smoothie in Gläser füllen und genießen.

Orient Express

entzündungshemmend, immunstärkend
2 Portionen
15 Min.

2 Handvoll Spitzkohl • 2 kleine süß-saure Äpfel • 1 getrocknete Dattel • 1 kleines Stück Ingwer • 1 Prise Vanille aus der Mühle • 1 Prise Chili • 1 Handvoll Petersilie • 1 TL Himalaya-Salz • 300 ml Wasser

- Spitzkohl waschen, putzen und zerkleinern. Äpfel entkernen.
- Alle Zutaten in einem Mixer zu einem cremigen Smoothie mixen.
- Den Smoothie in Gläser füllen und langsam genießen.

Exotic Dream

entzündungshemmend, entgiftend
2 Portionen
15 Min.

½ Mango • 1 große Handvoll Babyspinat • 1 große Handvoll Feldsalat • 1 Prise Vanille aus der Mühle • 1 Stückchen Kurkuma • 1 Handvoll grüne Weintrauben • 200 ml Kokoswasser oder Wasser

- Die Mango halbieren, schälen und das Fruchtfleisch in grobe Stücke schneiden. Kurkuma schälen. Spinat, Feldsalat und Trauben waschen.
- Alle Zutaten in einem Mixer zu einem cremigen Smoothie mixen.
- Den Smoothie in Gläser füllen und langsam genießen.

Green Carrot

ballaststoffreich, präbiotisch, entgiftend
2 Portionen
10 Min.

1 Banane • 4 Handvoll Babyspinat • 140 ml Möhrensaft ohne Zusätze • 2 EL Chiasamen • 1 TL Zimt • 1 TL Anis • 1 Spritzer Zitrone • 70 ml Kokosmilch

- Banane in grobe Stücke teilen. Spinat waschen.
- Alle Zutaten in einem Mixer zu einem cremigen Smoothie mixen.
- Den Smoothie in Gläser füllen und langsam genießen.

Sweet Wake up

ballaststoffreich, antioxidativ
2 Portionen
15 Min.

3 Handvoll Babyspinat • 70 g Mandeln • 2 Esslöffel Leinsamen • 380 g TK-Kirschen • 2 EL Kakaopulver • 6 Datteln • ½ TL Zimt • 1 TL Erdnussbutter • 370 ml Mandeldrink

- Den Spinat gründlich waschen und zerkleinern.
- Alle Zutaten in einem Mixer zu einem cremigen Smoothie mixen.
- Den Smoothie in Gläser füllen und langsam genießen.

Coconut Kiss

präbiotisch, entgiftend
2 Portionen
10 Min.

½ kleine Banane • 250 g Ananas • 100 g Kokosflocken • 3 große Handvoll Babyspinat • 250 ml Wasser

- Banane und Ananas schälen und in Stücke schneiden. Spinat waschen.
- Alle Zutaten in einem Mixer zu einem cremigen Smoothie mixen.
- Den Smoothie in Gläser füllen und langsam genießen.

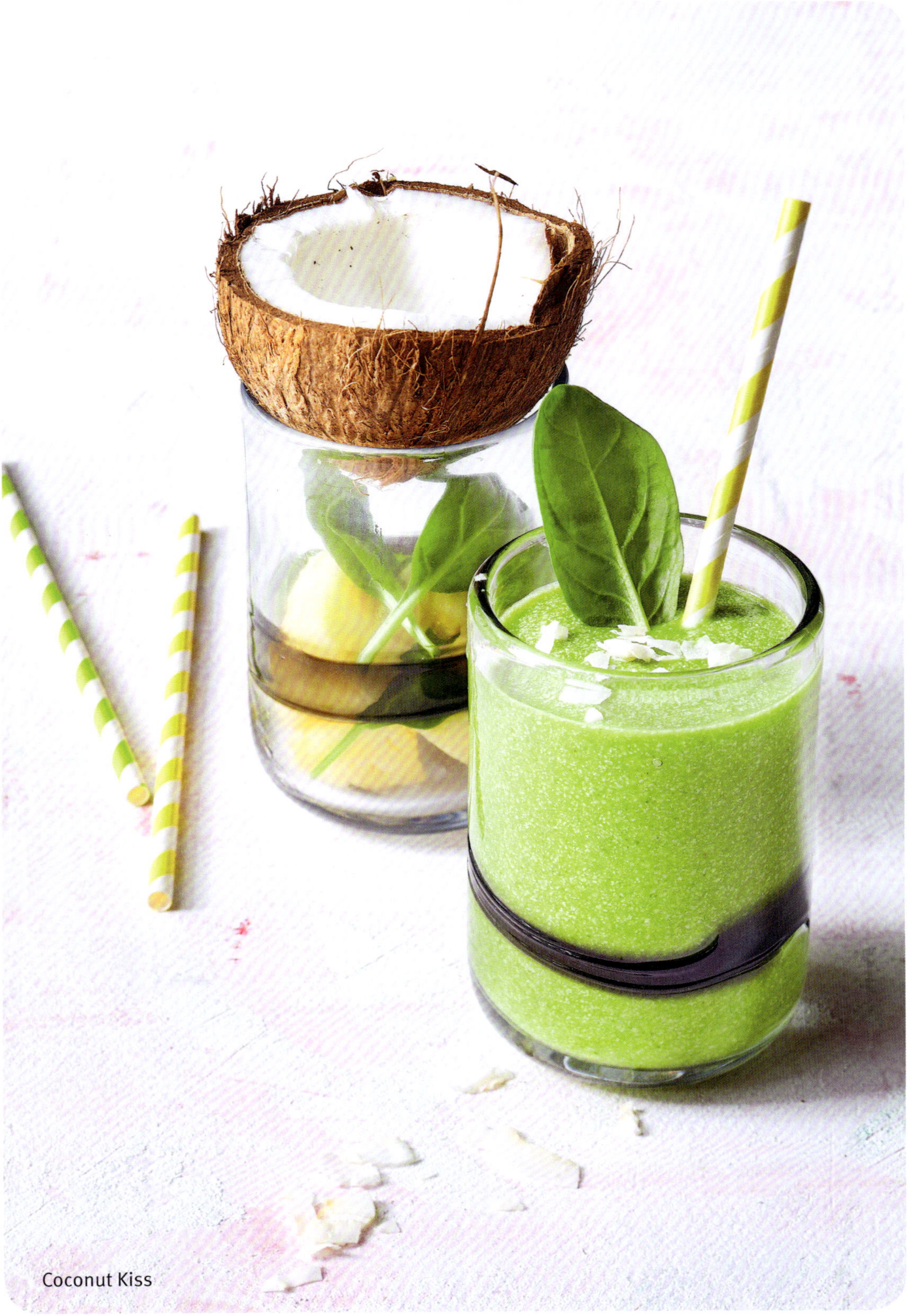

Coconut Kiss

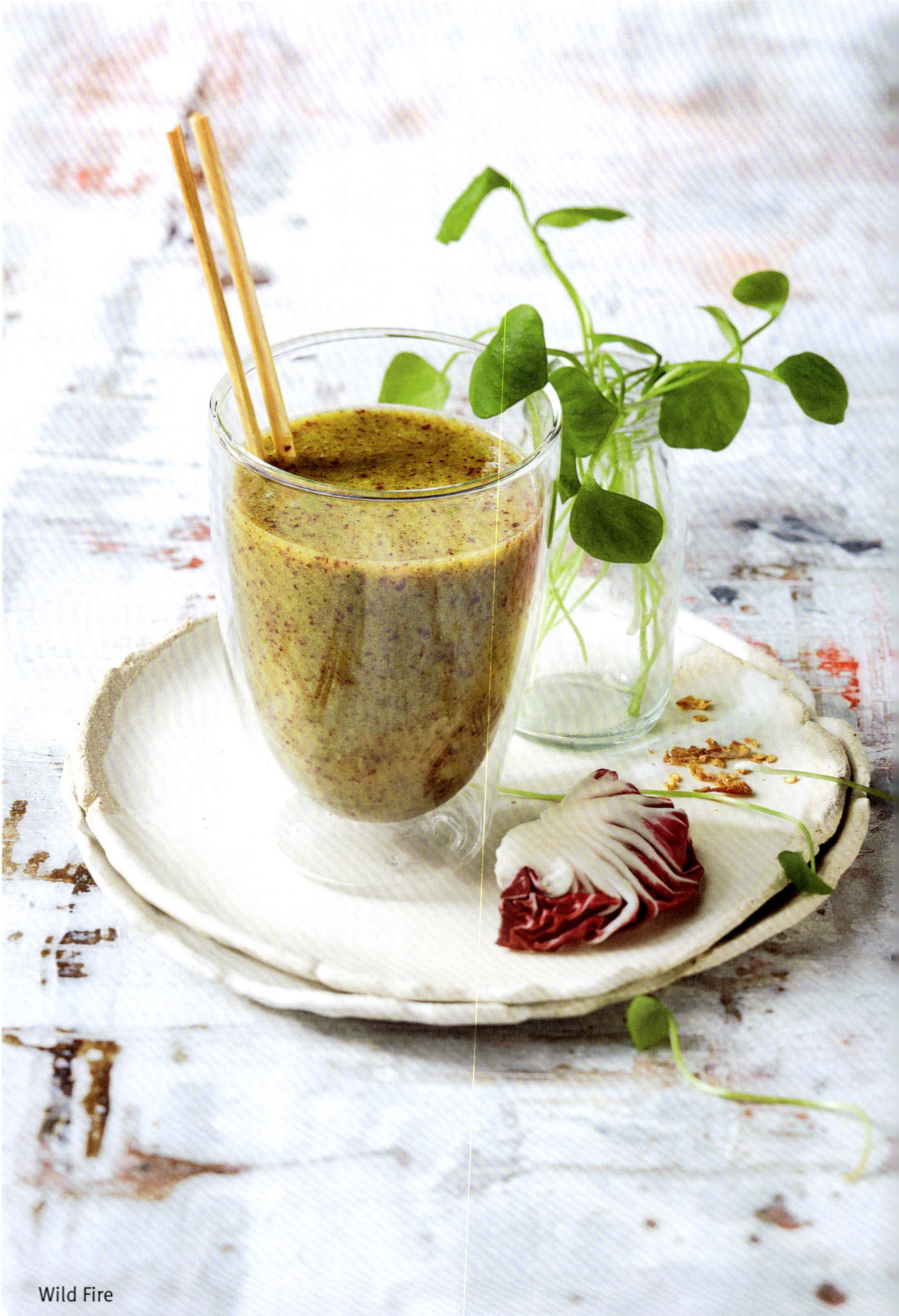

Wild Fire

KiBa Style

entgiftend, präbiotisch, immunstärkend
2 Portionen
15 Min.

2 Handvoll Babyspinat • 1/3 Salatgurke • 1/2 Banane • 380 g TK-Kirschen • 1 Spritzer Zitrone • 370 ml Mandeldrink

- Spinat und Salatgurke waschen, Gurke in grobe Stücke schneiden.
- Alle Zutaten in einem Mixer zu einem cremigen Smoothie mixen.
- Den Smoothie in Gläser füllen und langsam genießen.

Wild Fire

entgiftend, präbiotisch, immunstärkend
2 Portionen
15 Min.

1/2 Mango • 1 Handvoll Portulak • 2 Blätter Radicchio • 1/2 Banane • 1 Prise Chili • 300 ml Kokoswasser

- Mango halbieren, Fruchtfleisch grob stückeln. Portulak und Radicchio waschen, Banane schälen und grob zerkleinern.
- Alle Zutaten in einem Mixer zu einem cremigen Smoothie mixen.
- Den Smoothie in Gläser füllen und langsam genießen.

Jaba Daba Doo

entgiftend, antioxidativ
2 Portionen
10 Min.

3 Handvoll Babyspinat • 1 große reife Birne • 2 EL Mandelbutter • 1 EL Honig • 1 TL Zimt • 375 ml ungesüßter Mandeldrink

- Spinat und Birne waschen, die Birne entkernen.
- Alle Zutaten in einem Mixer zu einem cremigen Smoothie mixen.
- Den Smoothie in Gläser füllen und langsam genießen.

Winterzauber

ballaststoffreich, präbiotisch
2 Portionen
10 Min.

2 Äpfel • 4 EL glutenfreie Haferflocken oder Buchweizenflocken • 300 ml Kokosmilch • 1 TL Lebkuchengewürz • 1 EL Chiasamen • 1 TL Maca

- Äpfel waschen und entkernen.
- Alle Zutaten in einem Mixer zu einem cremigen Smoothie mixen.
- Den Smoothie in Gläser füllen und langsam genießen.

Der Kernige

entgiftend, entzündungshemmend
2 Portionen
15 Min.

2 Handvoll Rucola • 1 Handvoll Feldsalat • 1 Mango • Saft von 1 Zitrone • 1 kleines Stück Ingwer • etwas Minze • 200 ml Wasser • 3 Eiswürfel

- Salat waschen. Die Mango entkernen, das Fruchtfleisch grob würfeln.
- Alle Zutaten in einem Mixer zu einem cremigen Smoothie mixen.
- Den Smoothie in Gläser füllen und langsam genießen.

Humbertos Power Mix

entzündungshemmend, immunstärkend
2 Portionen
15 Min.

120 g Bio-Radieschenblätter • 1 Kiwi • Saft von 1 Orange • 2 EL Zitronensaft • 1 kleines Stück geschälter Ingwer • 3 Blätter Minze • 250 ml Wasser • 2 TL Kokosöl

- Radieschenblätter waschen (nur die frischen grünen Blätter verwenden). Kiwi schälen.
- Alle Zutaten in einem Mixer zu einem cremigen Smoothie mixen.
- Den Smoothie in Gläser füllen und langsam genießen.

Fruit Explosion

immunstärkend, entgiftend
2 Portionen
15 Min.

1 Handvoll Babyspinat • 1 Handvoll Grünkohl • 1 Kiwi • 1 Avocado • 1 Birne • 2 EL Mandelmus • Saft einer Limette • 250 ml Mandeldrink

- Spinat und Grünkohl waschen, grob zerkleinern.
- Kiwi schälen, Avocado und Birne entkernen. Avocado-Fruchtfleisch auslösen.
- Alle Zutaten in einem Mixer zu einem cremigen Smoothie mixen.
- Den Smoothie in Gläser füllen und langsam genießen.

Kraftfutter

entgiftend, immunstärkend
2 Portionen
15 Min.

1 Handvoll Rucola • ½ Salatgurke • 1 Stange Sellerie • Saft von 1 Orange • Pfeffer • 2 Minzblätter

- Rucola und Salatgurke waschen, Sellerie putzen und in grobe Stücke schneiden.
- Alle Zutaten in einen Mixer geben und zu einem Smoothie mixen.
- Den Smoothie in Gläser füllen und langsam genießen.

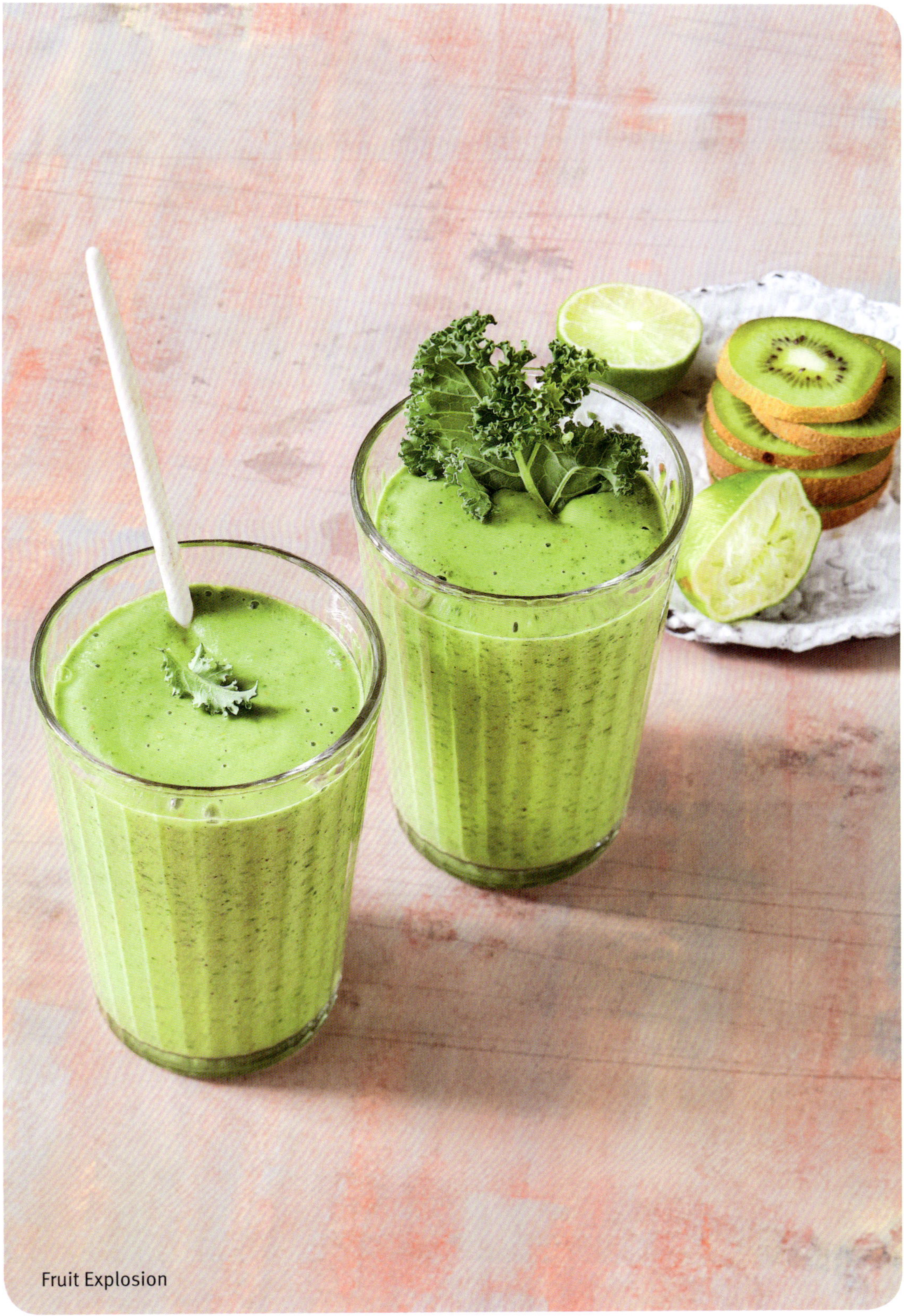

Fruit Explosion

KLEINE GERICHTE UND SNACKS TO GO

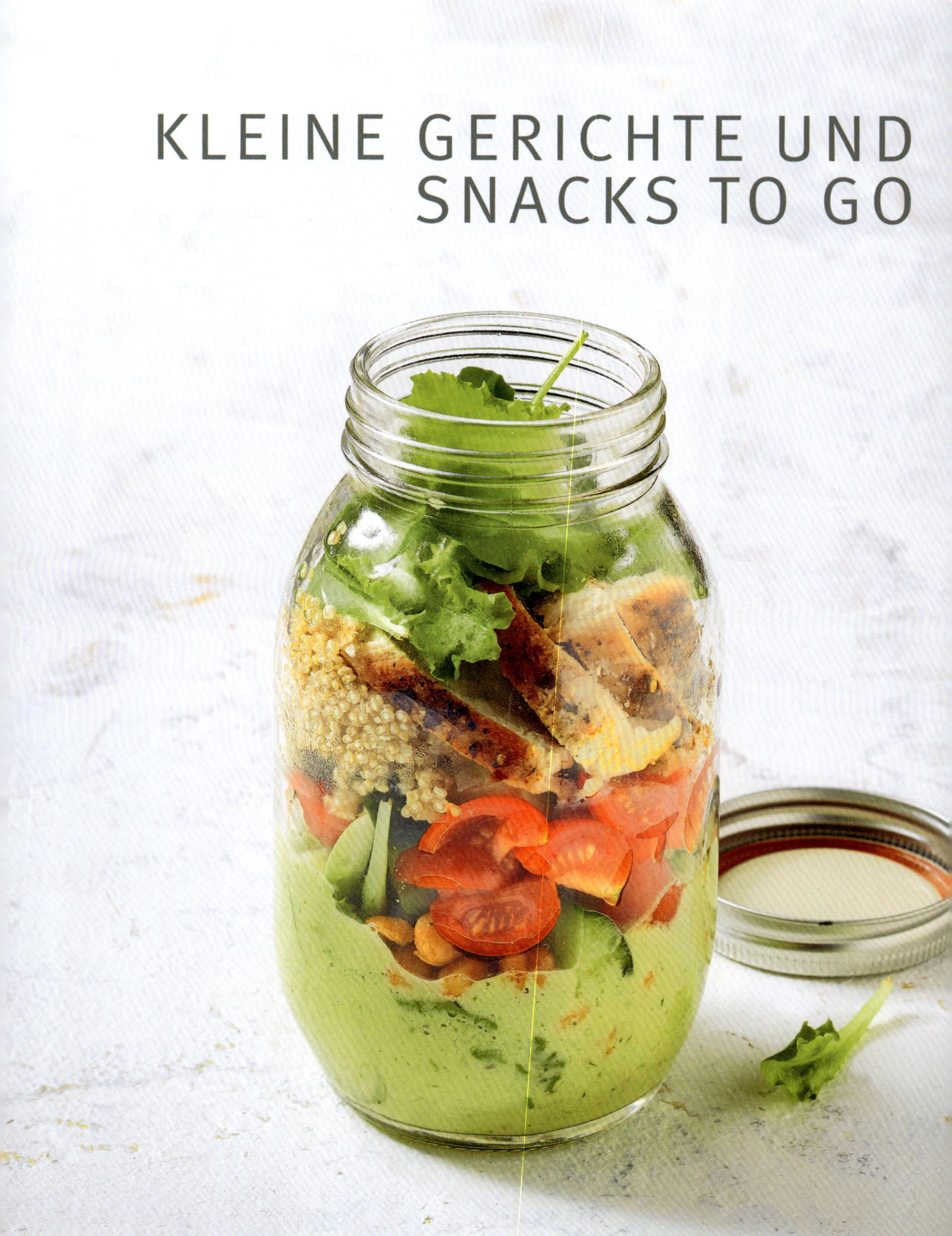

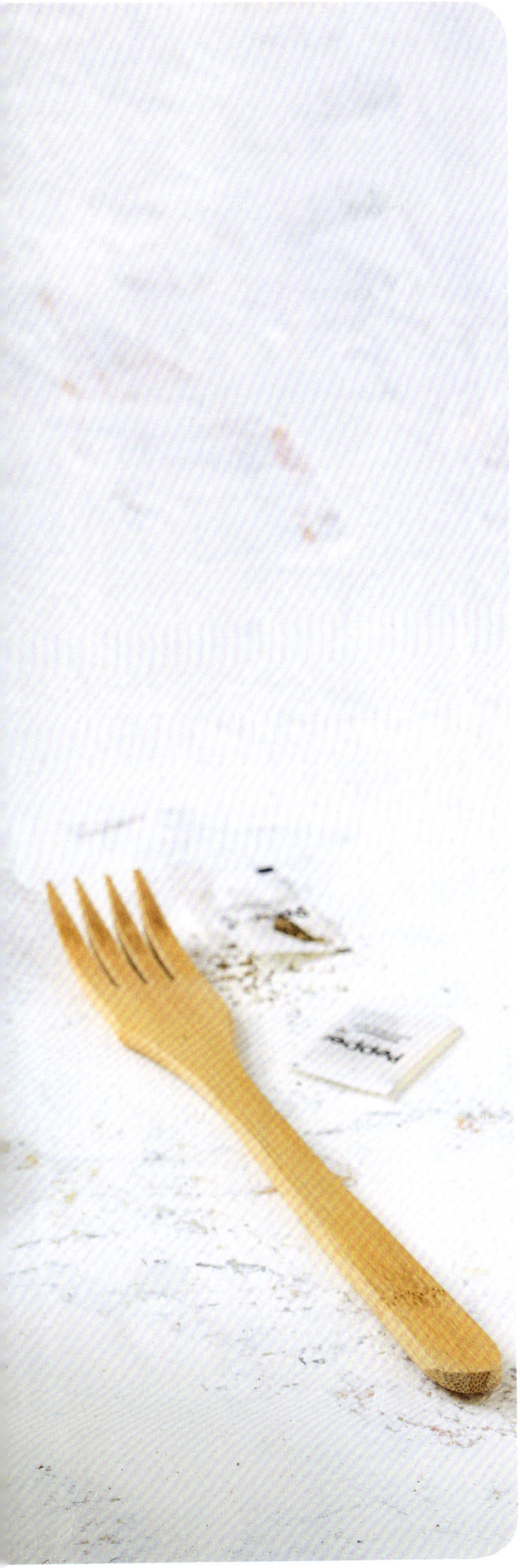

Salat im Glas

nebennierenfreundlich, ballaststoffreich, enthält Lektin

1 Portion

15 Min.

1 Knoblauchzehe • ½ Avocado • 2 EL Olivenöl • Saft von 1 Zitrone • 1 EL Petersilie (gehackt) • 100 ml Wasser • Salz, Pfeffer • 4 Cherrytomaten • ⅓ Salatgurke • 1 Handvoll gemischter Salat • ½ gebratenes Hähnchenbrustfilet (vom Vortag) • 2 EL geröstete Kichererbsen • 2 EL gekochte Quinoa

- Knoblauchzehe schälen. Avocado halbieren und das Fruchtfleisch in ein hohes Gefäß geben.

- Olivenöl, Knoblauchzehe, Zitronensaft, Petersilie und Wasser hinzufügen und mit dem Stabmixer pürieren. Mit Salz und Pfeffer abschmecken.

- Tomaten und Salatgurke waschen, Tomaten vierteln, Salatgurke würfeln. Salat waschen und trockenschütteln.

- Hähnchenbrustfilet in Streifen schneiden.

- Ein verschließbares Glas mit dem Dressing befüllen.

- Tomaten, Gurken, Hähnchen, Kichererbsen, Quinoa und Salat in das Glas schichten. Das Glas verschließen und bis zum Transport kühl stellen.

Tipp Salat im Glas eignet sich hervorragend für die Resteverwertung und ist ideal für unterwegs.

Grundrezept Avocadocreme

reich an gesunden Fetten, präbiotisch
Für 1 bis 2 Personen
5 Min.

1 Knoblauchzehe • 1 Avocado • Saft einer ½ Limette • Salz, Pfeffer

- Knoblauch schälen. Avocado entkernen und Fruchtfleisch in ein hohes Gefäß geben.

- Alle Zutaten zu der Avocado geben und mit einem Stabmixer pürieren. Mit Salz und Pfeffer abschmecken.

Variante Aus dem Grundrezept können Sie mit Kräutern, Olivenöl, Pflanzenmilch und Chili weitere leckere Dips zaubern.

Grünes Pesto

reich an gesunden Fetten, entzündungshemmend
2 bis 4 Portionen
10 Min.

100 g Pinienkerne • 4 Handvoll Basilikumblätter • 1 Knoblauchzehe • 4 EL Olivenöl • Saft von 1 Zitrone • Salz, Pfeffer

- Die Pinienkerne in einer Pfanne ohne Öl vorsichtig anrösten. Die Knoblauchzehe schälen.

- Alle Zutaten in einen Mixer geben und pürieren. Mit Salz und Pfeffer abschmecken.

Avocado-Salsa

reich an gesunden Fetten, enthält Lektin
Für 1 bis 2 Personen
10 min.

1 kleine Zwiebel • 1 Tomate • ½ Avocado • 1 Limette • 3 EL Olivenöl • 1 EL Petersilie (gehackt) • ½ TL Cayennepfeffer • Salz, Pfeffer

- Zwiebel häuten und fein würfeln. Tomate waschen, vierteln, entkernen und würfeln. Fruchtfleisch der halben Avocado würfeln.

- Saft der Limette mit den restlichen Zutaten mischen. Mit Salz und Pfeffer abschmecken.

- Die Salsa mit den gewürfelten Zutaten mischen.

Rotes Pesto

reich an gesunden Fetten, enthält Lektin
2 bis 4 Portionen
10 Min.

100 g Pinienkerne • 1 Knoblauchzehe • 1 Glas getrocknete Tomaten in Öl (370 ml Abtropfgewicht) • 5 EL Olivenöl • 1 TL Chilipulver • Salz, Pfeffer

- Die Pinienkerne in einer Pfanne ohne Öl vorsichtig anrösten. Knoblauchzehe abziehen.

- Alle Zutaten in einen Mixer geben und pürieren. Mit Salz und Pfeffer abschmecken.

Leinsamencracker

reich an Omega-3-Fettsäuren und Ballaststoffen, enthält Lektin
ca. 20 Cracker
15 Min. + 40 Min. Quell- und Backzeit

80 g Leinsamen (geschrotet) • 1 TL Chiasamen • 120 ml Wasser • 1 EL Leinsamenmehl • 1 EL Reismehl • 1 EL Sesam • 2 EL Sonnenblumenkerne • 1 EL Olivenöl • ½ TL Natron • ½ TL Kurkumapulver • ½ TL Currypulver • ½ TL Paprikapulver edelsüß • ½ TL Oregano • 1 Prise Salz

- Backofen auf 170 °C Umluft vorheizen (oder 190 °C Ober-/Unterhitze).
- Leinsamen und Chiasamen zusammen mit dem Wasser in eine Schüssel geben, gut verrühren. 20 Minuten ruhen lassen, dabei gelegentlich umrühren.
- Alle restlichen Zutaten zu den gequollenen Samen geben und zu einem Teig verkneten. Der Teig sollte leicht feucht sein, eventuell etwas Wasser zufügen.
- Backblech mit Backpapier auslegen. Mit einem Esslöffel ca. 20 Teighäuflein auf das Backblech setzen und mit einer Gabel flach drücken. Mit Wasser bepinseln.
- In den Ofen schieben und ca. 20 bis 25 Minuten backen.

Tipp Die Cracker eignen sich als Snack, zum Mitnehmen oder als Salatbeilage.

Apfel-Zimt-Riegel

vegan, ballaststoffreich, darmfreundlich
ca. 14 Riegel
45 Min. inkl. Zieh- und Backzeit

100 g Medjool-Datteln • 100 ml Mandeldrink • 1 EL Mandelmus • 40 g Mandeln • 40 g getrocknete Apfelringe • 60 g gepuffter Quinoa • 20 g gepuffter Amaranth • 50 g Buchweizenflocken • 1 EL Chiasamen • 2 TL Zimt

- Den Backofen auf 200 °C Ober-/Unterhitze vorheizen.
- 120 ml Wasser aufkochen. Die Datteln im heißen Wasser ca. 15 bis 20 Minuten ziehen lassen.
- Das Wasser abgießen und die Datteln mit dem Mandeldrink pürieren. Mandelmus hinzufügen und gut vermengen. Die Konsistenz sollte dickflüssig werden. Eventuell noch etwas Mandeldrink dazugeben.
- Mandeln und Apfelringe hacken.
- Alle Zutaten miteinander vermengen.
- Eine rechteckige Backofenform mit Backpapier auslegen. Die Masse in die Form geben und glatt verstreichen.
- Die Form in den Ofen schieben und die Müslimasse ca. 10 bis 15 Minuten backen.
- Die Müsliplatte in der Backform kurz auskühlen lassen, auf einem Gitter vollständig erkalten lassen und in die gewünschte Riegelgröße schneiden.

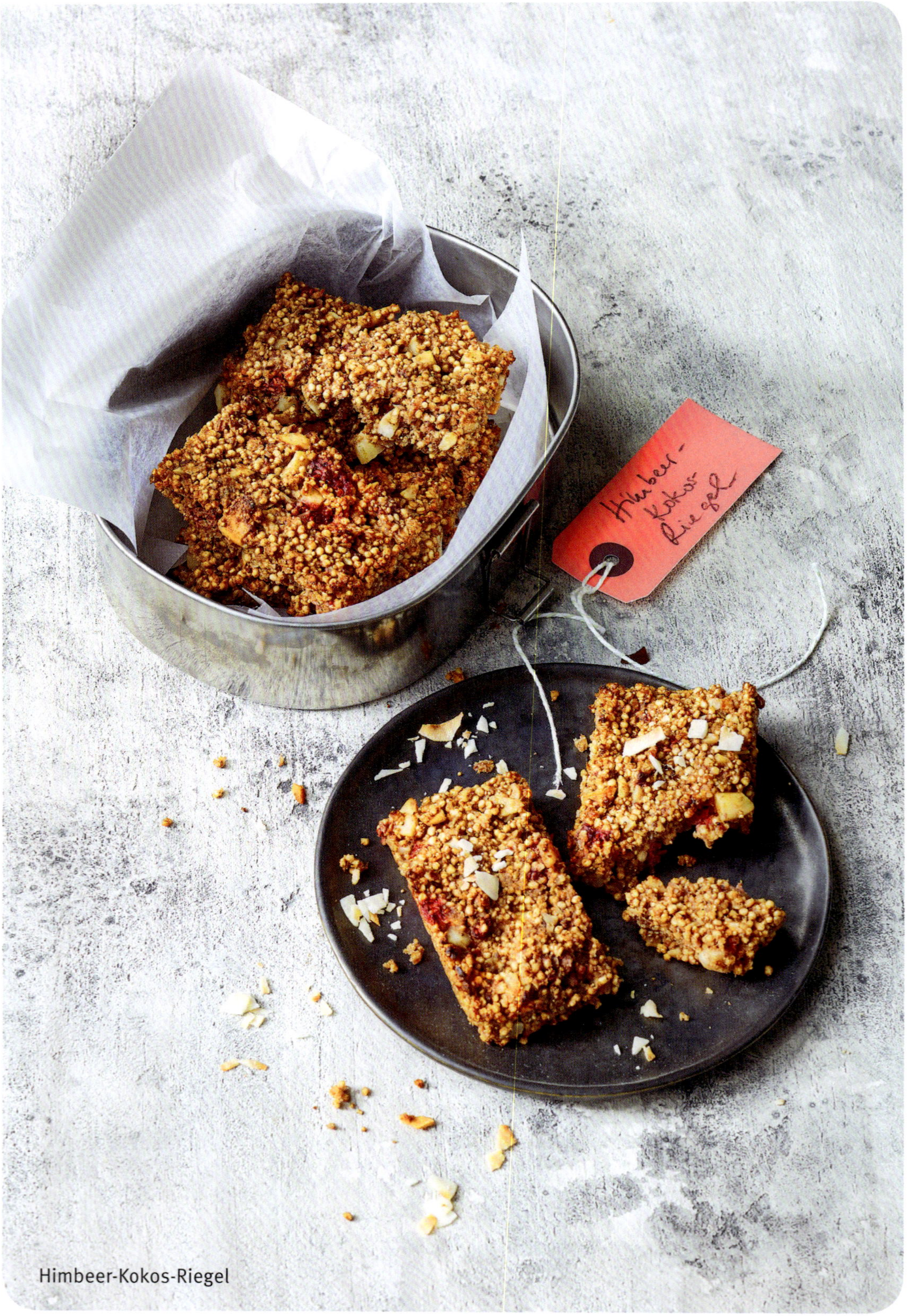

Himbeer-Kokos-Riegel

Himbeer-Kokos-Riegel

ballaststoffreich, antioxidativ, darmfreundlich

ca. 14 Riegel

45 Min. inkl. Zieh und Backzeit

100 g Medjool-Datteln • 100 ml Mandeldrink • 1 EL Mandelmus • 40 g Mandeln • 40 g gefrorene Himbeeren • 60 g gepuffter Quinoa • 20 g gepuffter Amaranth • 50 g Buchweizenflocken • 1 EL Kokosraspeln • 1 TL Vanillemark • 1 EL Kokosmus

- Den Backofen auf 200 °C Ober-/Unterhitze vorheizen.
- 120 ml Wasser aufkochen. Die Datteln im heißen Wasser ca. 15 bis 20 Minuten ziehen lassen.
- Datteln pürieren, Mandeldrink und Mandelmus zufügen. Die Konsistenz sollte dickflüssig werden. Eventuell noch etwas Mandeldrink hinzufügen. Mandeln und gefrorene Himbeeren hacken. Sämtliche Zutaten miteinander vermengen.
- Eine rechteckige Backofenform mit Backpapier auslegen. Die Masse hineinfüllen und glatt verstreichen.
- Die Form in den Ofen schieben und 10 bis 15 Minuten backen.
- Die Müslimasse in der Backform kurz auskühlen lassen. Auf einem Gitter vollständig erkalten lassen. Das Kokosmus erwärmen und über die Müsliplatte träufeln. Die Platte in die gewünschte Riegelgröße schneiden.

Schoko-Nuss-Riegel

ballaststoffreich, darmfreundlich

ca. 14 Riegel

45 Min. inkl. Zieh- und Backzeit

100 g Medjool-Datteln • 100 ml Mandeldrink • 1 EL Mandelmus • 40 g Haselnüsse • 40 g Zartbitterschokolade (mind. 70 % Kakaoanteil) • 60 g gepuffter Quinoa • 20 g gepuffter Amaranth • 50 g Buchweizenflocken • 2 EL Erdnussbutter • 1 EL Chiasamen • 1 TL Vanillemark

- Den Backofen auf 200 °C Ober-/Unterhitze vorheizen.
- 120 ml Wasser aufkochen. Die Datteln im heißen Wasser 15 bis 20 Minuten ziehen lassen.
- Datteln pürieren, Mandeldrink und Mandelmus dazugeben. Die Konsistenz sollte dickflüssig werden. Eventuell etwas Mandeldrink hinzufügen. Haselnüsse und Schokolade hacken. Alle Zutaten miteinander vermengen.
- Eine rechteckige Backofenform mit Backpapier auslegen. Die Masse hineinfüllen und glatt verstreichen. In den Ofen schieben und 10 bis 15 Minuten backen.
- Die Masse in der Backform kurz auskühlen lassen. Auf einem Gitter vollständig erkalten lassen. Die Müsliplatte in die gewünschte Riegelgröße schneiden.

Tipp Diese Riegel sind ideal für den Hunger zwischendurch. Prima für unterwegs!

Kartoffelsalat mit Pesto und Ei

ballaststoffreich, präbiotisch, enthält Lektin

Für 2 Personen

30 Min.

2 große Kartoffeln • 4 Eier • 1 EL Pinienkerne • 1 Handvoll Babyspinat • ½ Salatgurke • 6 Cherrytomaten • 2 EL grünes Pesto (Seite 112) • 1 TL Senf • 1 EL Apfelessig • 6 Blätter Basilikum • Salz, Pfeffer

- Die Kartoffeln in einem Topf mit gesalzenem Wasser in ca. 20 Minuten garen.

- In der Zwischenzeit die Eier hart kochen. Pinienkerne in einer Pfanne ohne Fett vorsichtig anbräunen. Beiseitestellen.

- Das Gemüse waschen. Babyspinat waschen und trockenschütteln. Salatgurke halbieren und in Scheiben schneiden. Cherrytomaten vierteln.

- Die Eier abpellen und vierteln.

- Aus Pesto, Senf und Apfelessig ein Dressing anrühren.

- Kartoffeln abgießen, halbieren und in dicke Scheiben schneiden.

- Alle vorbereiteten Zutaten in eine Schüssel geben. Basilikum in Streifen schneiden und zusammen mit dem Dressing unter die Kartoffeln heben. Den Salat mit Salz und Pfeffer abschmecken.

Tipp Der Salat eignet sich hervorragend zum Mitnehmen.

Orientalischer Reissalat

ballaststoffreich, darmfreundlich, präbiotisch

Für 2 Personen

30 Min.

80 g Naturreis • 1 Hähnchenbrustfilet • 1 EL Olivenöl • Salz, Pfeffer • 2 Medjool-Datteln • 4 Walnüsse • ½ Mango • 1 TL Currypulver • 1 Prise Zimt • 1 Prise Kurkuma • 1 Prise Ingwer • 1 TL Akazienhonig • 1 TL Paprikapulver (edelsüß)

- In einem kleinen Topf 200 ml leicht gesalzenes Wasser aufkochen, den Reis hinzufügen und bei mittlerer Hitze 20 bis 25 Minuten garen, bis das Wasser verkocht ist. Dabei gelegentlich umrühren.

- Das Hähnchenbrustfilet waschen, trockentupfen und in einer Pfanne mit dem Öl beidseitig goldbraun braten. Mit Salz und Pfeffer würzen. In schmale Streifen schneiden.

- Die Datteln klein schneiden, Walnüsse hacken, Mango in Spalten schneiden.

- Alle Zutaten zusammen mit den Gewürzen in einer Schüssel gut vermengen und auf zwei Tellern anrichten.

Tipp Der Reissalat eignet sich hervorragend zum Mitnehmen.

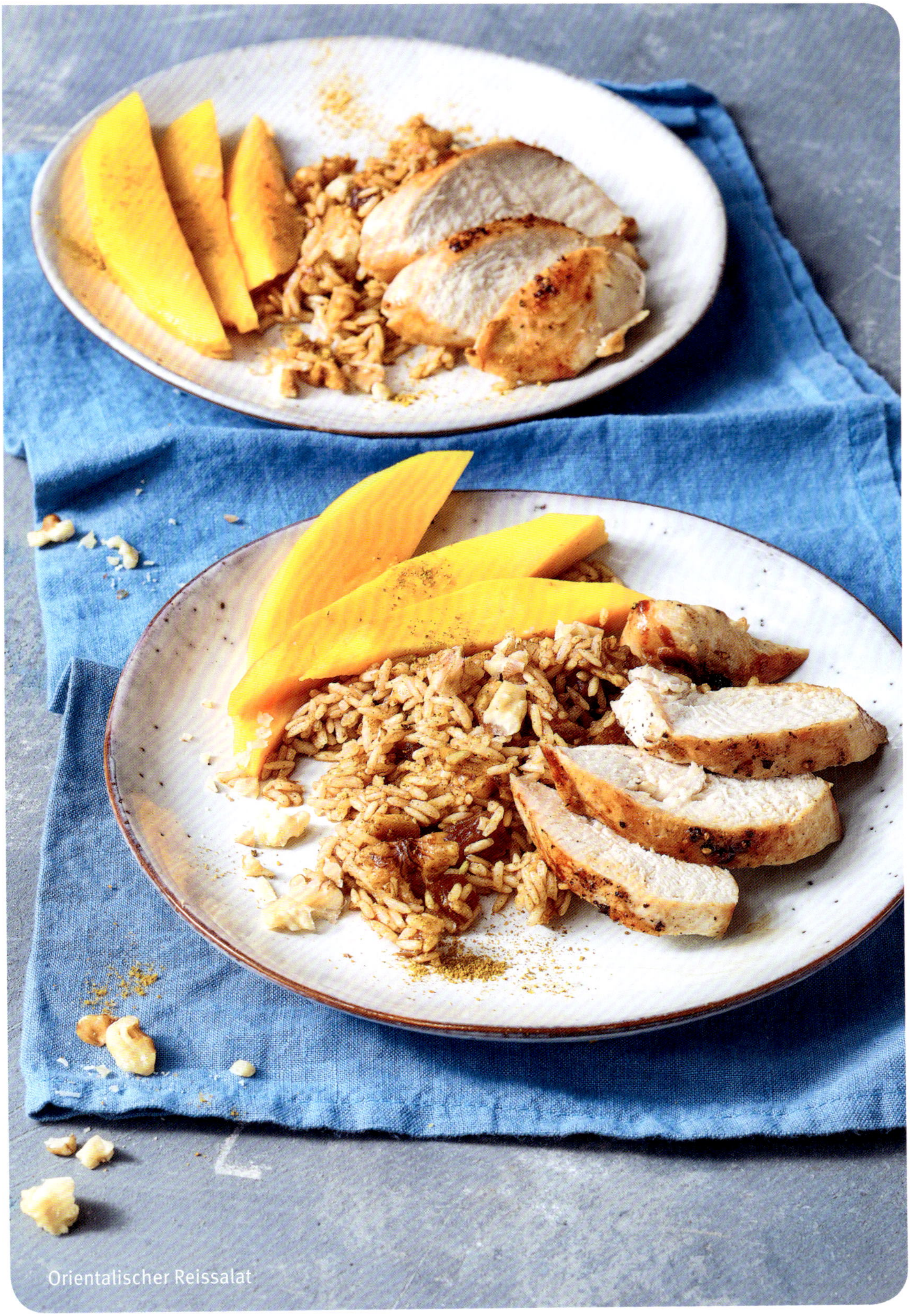

Orientalischer Reissalat

Nizza-Salat

nebennierenfreundlich, präbiotisch, enthält Lektin
Für 2 Personen
35 Min.

- 1 kleine Süßkartoffel
- 1 Handvoll grüne Bohnen
- 2 Eier
- 1 Romanasalat
- ½ Salatgurke
- 6 Cherrytomaten
- 1 kleine rote Zwiebel
- 2 EL Olivenöl
- 1 EL Apfelessig
- 1 TL Honig
- Salz, Pfeffer
- 1 EL Petersilie (gehackt)
- 1 Handvoll Oliven
- 180 g Thunfisch im eigenen Saft

Süßkartoffel schälen und in Würfel schneiden.

Bohnen putzen, halbieren und ca. 2 Minuten in einem Topf mit kochendem Salzwasser garen. Mit dem Schaumlöffel herausnehmen, kalt abschrecken und beiseitestellen.

Die Süßkartoffel in das heiße Wasser geben und in ca. 10 Minuten garen. Wasser abgießen.

Die Eier hart kochen. Kalt abschrecken und pellen.

Den Romanasalat putzen, waschen und trockenschütteln. Gurke waschen, halbieren und in Scheiben schneiden.

Die Tomaten waschen und vierteln. Zwiebel häuten, halbieren und in feine Streifen schneiden.

Aus Öl, Essig, den Gewürzen und Petersilie ein Dressing anrühren.

Romanasalat, Süßkartoffeln, Oliven, Tomaten, Gurke, Zwiebeln und Bohnen in einer Schüssel vermengen. Den Thunfisch zerbröckeln und dazugeben. Das Dressing unterheben.

Salat in 2 Schalen geben und die Eier darauf anrichten.

Wraps Caesars Art

ballaststoffreich, darmfreundlich, nebennierenfreundlich
Für 1 Person
10 Min.

2 EL Öl • 1 TL Apfelessig • 1 EL Senf (mittelscharf) • 1 EL Honig • 1 TL Petersilie (gehackt) • Salz, Pfeffer • 1 Leinsamen-Wrap (Seite 139) • 3 Romanasalatblätter • 60 g Hähnchenbrustfiletaufschnitt • 2 EL gehobelter Parmesan (optional)

- Aus Öl, Apfelessig, Senf, Honig und Petersilie ein Dressing anrühren. Mit Salz und Pfeffer abschmecken.
- Romanasalat waschen und trockenschütteln.
- Leinsamen-Wrap mit den Salatblättern und dem Hähnchenbrustfilet belegen.
- Das Dressing darüberträufeln und den Parmesan darauf verteilen.
- Den Wrap zusammenrollen und in Pergamentpapier einwickeln.

Tipp Dieser Wrap ist ideal zum Mitnehmen.

Chicken Nuggets

low carb, darmfreundlich, nebennierenfreundlich
Für 2–3 Personen
10 Min. + 20 Min. Backzeit

2 Hähnchenbrustfilets • 100 g Mandelmehl • 50 g Sesam • 1 EL geriebener Parmesankäse (optional) • 2 Eier • Salz, Pfeffer

- Den Ofen auf 200 °C Ober-/Unterhitze vorheizen.
- Hähnchenbrustfilets waschen und trockentupfen, in grobe Stücke schneiden, salzen und pfeffern.
- Mandelmehl und Sesam in einen tiefen Teller geben und vermischen. (Nach Geschmack etwas Parmesankäse dazugeben.)
- In einem zweiten tiefen Teller die Eier verquirlen.
- Hähnchenbrustfiletstücke nacheinander zuerst in die Eier tunken und anschließend im Mandel-Sesam-Mix panieren.
- Das Fleisch auf ein mit Backpapier ausgelegtes Backblech geben und im Ofen ca. 20 bis 25 Minuten goldbraun backen.

Tipp Die Chicken Nuggets eignen sich als Snack zwischendurch, zum Mitnehmen oder als Hauptgericht mit Beilage.

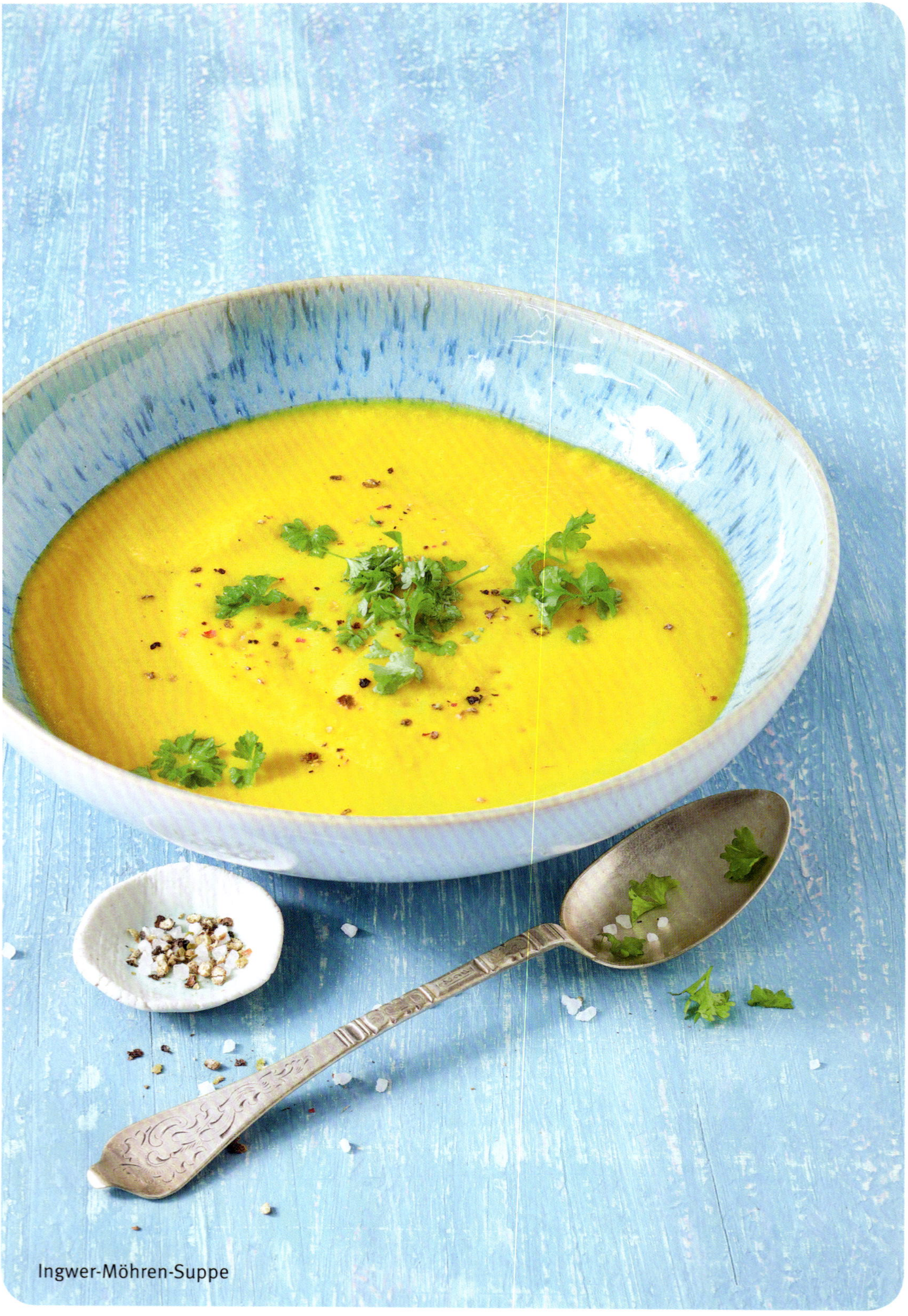
Ingwer-Möhren-Suppe

Brokkoli-Curry-Suppe

vegan, darmfreundlich, ballaststoffreich
Für 2 Personen
30 Min.

1 mittelgroßer Brokkolikopf • 1 Bund Suppengrün • 1 Zwiebel • 1 Stück Ingwer (ca. 1 cm) • ½ rote Chilischote • 1 EL Olivenöl • 2 TL Currypulver • 600 ml Gemüsebrühe (Seite 123) • 100 ml Kokosmilch • ½ TL Cayennepfeffer • Salz, Pfeffer

- Brokkoli und Suppengrün waschen, putzen und grob würfeln. Petersilie hacken

- Die Zwiebel häuten und würfeln. Den Ingwer schälen und in Scheiben schneiden. Chilischote grob in Ringe schneiden.

- In einem Topf das Öl erhitzen und Zwiebelwürfel, Ingwer, Chili und Currypulver darin andünsten.

- Das restliche Gemüse dazugeben und 3 bis 5 Minuten dünsten.

- Die Mischung mit Gemüsebrühe aufgießen und 15 Minuten bei mittlerer Hitze köcheln lassen.

- Die Kokosmilch hinzufügen. Das Gemüse mit dem Stabmixer pürieren, mit Cayennepfeffer, Salz und Pfeffer abschmecken.

- Die Suppe anrichten und mit gehackter Petersilie garnieren.

Ingwer-Möhren-Suppe

vegan, darmfreundlich
Für 2 Personen
40 Min.

1 Zwiebel • 1 Stück Ingwer (ca. 2 cm dick) • 500 g Möhren • 1 EL Olivenöl • 250 ml Gemüsebrühe (Seite 123) • 200 ml Kokosmilch • Salz, Pfeffer • 1 EL Petersilie (gehackt)

- Zwiebel häuten und würfeln. Ingwer schälen und hacken. Möhren putzen, schälen und in grobe Scheiben schneiden.

- In einem Topf Öl erhitzen, die Zwiebelwürfel darin glasig dünsten. Ingwer und Möhren hinzufügen und kurz dünsten.

- Die Möhren mit Gemüsebrühe ablöschen. Kokosmilch dazugeben und aufkochen lassen.

- Die Suppe bei mittlerer Hitze 15 bis 20 Minuten köcheln lassen.

- Mit einem Stabmixer pürieren, salzen und pfeffern.

- Die Suppe anrichten und mit gehackter Petersilie garnieren.

Kartoffel-Wirsing-Suppe

eifrei, ballaststoffreich, enthält Lektin

Für 2 Personen

45 Min.

1 Bund Suppengrün (Möhren, Lauch, Sellerie, Petersilie) • 200 g Kartoffeln • 300 g Wirsing • 1 EL Öl • 4 Scheiben Bio-Bacon • 600 ml Gemüsebrühe (Seite 123) • Muskatnuss • Salz, Pfeffer

- Das Suppengrün waschen. Möhre schälen und in Scheiben schneiden. Lauch putzen und in Ringe schneiden. Sellerie putzen und würfeln. Petersilie hacken.
- Kartoffeln schälen und in Würfel schneiden. Wirsing putzen, waschen, vom Strunk befreien und in feine Streifen schneiden.
- In einem großen Topf das Öl erhitzen und den Speck darin knusprig braten, herausnehmen.
- Lauch, Sellerie, Möhren und Kartoffeln in den Topf geben und ca. 5 Minuten dünsten.
- Das Gemüse mit der Brühe ablöschen und aufkochen, ca. 15 Minuten bei mittlerer Hitze zugedeckt köcheln lassen. Die Suppe pürieren und mit Muskatnuss, Salz und Pfeffer würzen.
- Den Wirsing in die Suppe geben und weitere 10 bis 12 Minuten garen.
- Die Suppe anrichten. Den Speck zerbröseln und zusammen mit gehackter Petersilie darüberstreuen.

Tomatensuppe

vegan, enthält Lektin

Für 2 Personen

20 Min.

1 Zwiebel • 1 Knoblauchzehe • 2 EL Olivenöl • 1 EL Tomatenmark • 1 TL Paprikapulver edelsüß • 100 ml Gemüsebrühe (Seite 123) • 1 Dose stückige Tomaten (400 ml) • 1 Orange • 1 TL Akazienhonig • 1 EL frischer Basilikum (gehackt), einige Basilikumblättchen • Salz, Pfeffer

- Zwiebel und Knoblauch schälen, würfeln.
- In einem Topf das Öl erhitzen, Zwiebeln und Knoblauch glasig dünsten. Tomatenmark und Paprikapulver hinzufügen, kurz anrösten. Mit Gemüsebrühe und Tomaten aufgießen. Die Orange auspressen und den Saft in den Topf geben. Alles umrühren und zugedeckt bei mittlerer Hitze ca. 10 Minuten köcheln lassen.
- Gehacktes Basilikum zur Suppe geben und alles mit einem Stabmixer pürieren. Mit Salz und Pfeffer abschmecken.
- Die Suppe anrichten und mit Basilikumblättchen garnieren.

Spinatsuppe

vegan, darmfreundlich

Für 2 Personen

15 Min.

250 g Blattspinat • 1 Zwiebel • 1 Stück Ingwer (ca. 1 cm) • 1 EL Olivenöl • ½ TL Cayennepfeffer • 400 ml Gemüsebrühe (Seite 123) • 100 ml Kokosmilch • 1 Prise Muskat • Salz, Pfeffer • einige Basilikumblättchen

- Spinat putzen, waschen und trockenschütteln. Zwiebel häuten und in Würfel schneiden. Ingwer schälen und grob hacken.

- In einem Topf Olivenöl erhitzen und die Zwiebel darin glasig dünsten. Ingwer und Cayennepfeffer dazugeben und kurz andünsten.

- Den Blattspinat hinzufügen, mit Gemüsebrühe auffüllen, Kokosmilch dazugeben. Aufkochen lassen und ca. 5 Minuten bei mittlerer Hitze köcheln lassen.

- Die Suppe mit einem Stabmixer pürieren und mit Muskat, Salz und Pfeffer abschmecken.

- Suppe anrichten und mit Basilikumblättchen garnieren.

Gemüsebrühe

vegan, darmfreundlich, entzündungshemmend

Für 4 Personen

80 Min.

2 Zwiebeln • 2 Knoblauchzehen • ½ Sellerieknolle • 2 Stangen Lauch • 1 Fenchelknolle • 2 Stangen Staudensellerie • 4 Möhren • 3 EL Olivenöl • 2,5 l Wasser • 3 Zweige Thymian • 4 Stängel Petersilie • 2 Lorbeerblätter • 4 Wacholderbeeren • Salz, Pfeffer

- Zwiebeln und Knoblauch schälen, Zwiebel halbieren, Knoblauch grob hacken. Sellerieknolle, Lauch, Fenchel, Staudensellerie und Möhren putzen, waschen und grob würfeln.

- In einem großen Topf 1 Esslöffel Öl erhitzen, die Zwiebel darin braun anrösten. Das restliche Öl hinzufügen und den Knoblauch dazugeben, kurz andünsten. Das restliche Gemüse in den Topf geben und ca. 5 Minuten dünsten.

- Mit Wasser ablöschen. Kräuter im Ganzen, Wacholderbeeren und Lorbeerblätter dazugeben. Alles aufkochen lassen und ca. 1 Stunde zugedeckt köcheln lassen.

- Die Brühe durch ein feines Sieb gießen, salzen und pfeffern.

- In verschließbare saubere Gläser füllen.

- Die Brühe ist im Kühlschrank 5 bis 7 Tage haltbar.

Tipp Frieren Sie die Brühe am besten portioniert ein. So ist sie 6 Monate haltbar.

Geröstete Kichererbsen

vegan, ballaststoffreich, enthält Lektin

Für 2 Personen

40 Min.

1 Dose Kichererbsen • 1 EL Kokosöl • 1 TL Paprikapulver • 1 TL Salz • 1 TL Knoblauchpulver • ½ TL Cayennepfeffer (oder weitere Gewürze nach Belieben)

- Den Backofen auf 200 °C Ober-/Unterhitze vorheizen.
- Die Kichererbsen in einem Sieb abtropfen lassen. Mit kaltem Wasser abbrausen und vorsichtig trockentupfen.
- Kichererbsen in einer Schüssel mit Öl und den Gewürzen vermengen und auf einem mit Backpapier ausgelegten Backblech verteilen.
- Das Blech in den Backofen schieben und die Kichererbsen ca. 30 Minuten rösten. Zwischendurch wenden.

Gemüsechips

präbiotisch, ballaststoffreich, enthält Lektin

Für 2 Personen

15 Min. + 45 Min. Backzeit

1 Süßkartoffel • 1 mittelgroße Kartoffel • 1 große Möhre • 1 Pastinake • 3 EL Olivenöl • 1 TL Salz • 1 TL Paprikapulver • 1 TL Currypulver • 1 TL Knoblauchpulver

- Den Backofen auf 160 °C Ober-/Unterhitze vorheizen.
- Das Gemüse putzen und schälen. Alles in feine Scheiben schneiden. Verwenden Sie dabei möglichst einen Gemüsehobel. (Dünnere Scheiben werden knuspriger.)
- In einer Schüssel das Gemüse mit dem Öl und den Gewürzen vermengen.
- Die Scheiben auf ein mit Backpapier ausgelegtes Backblech geben und gleichmäßig darauf verteilen.
- Das Blech in den Ofen schieben und das Gemüse 45 bis 50 Minuten rösten. Den Ofen währenddessen immer wieder öffnen, damit die Feuchtigkeit entweichen kann. Die Gemüsechips dabei wenden.

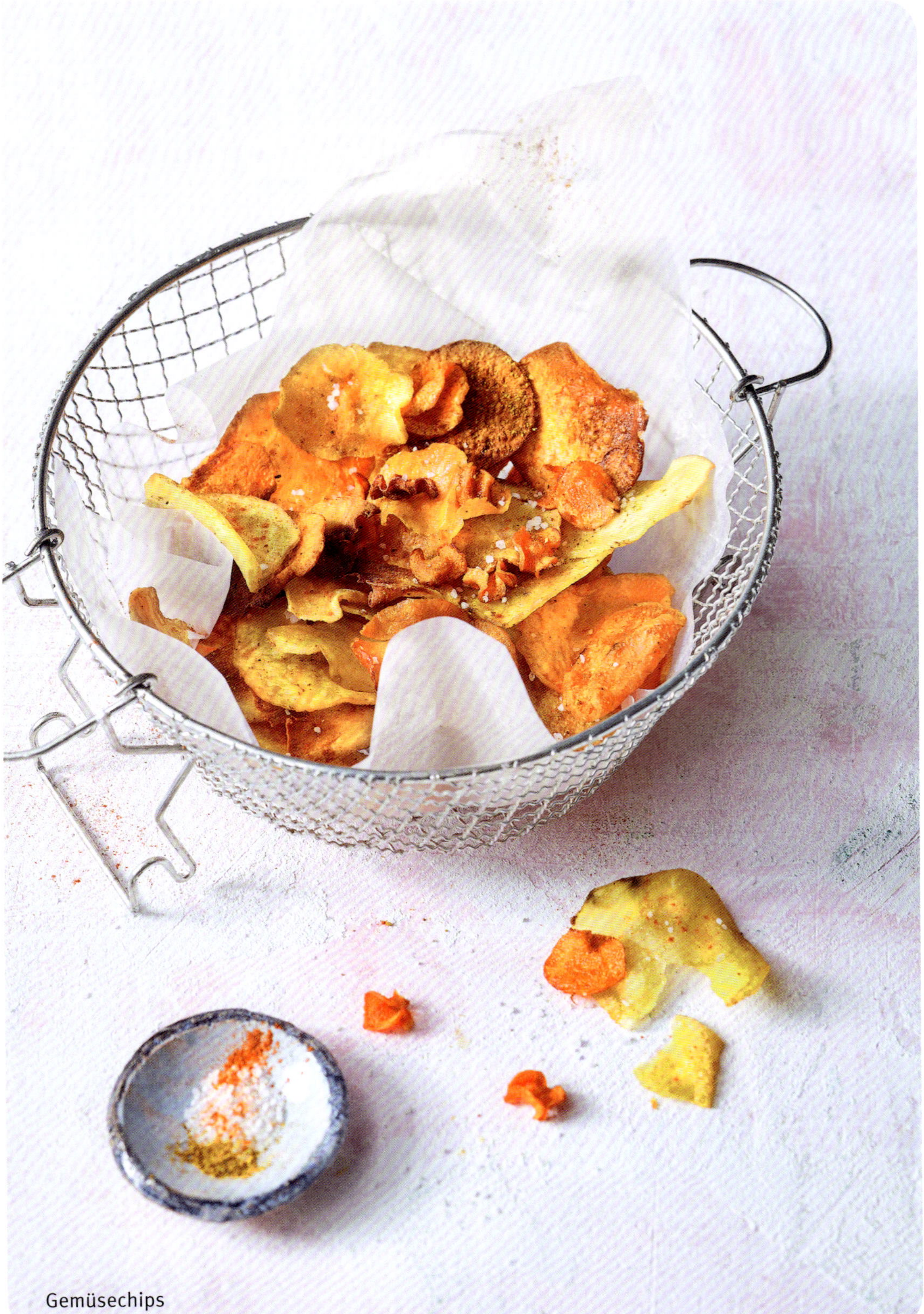

Gemüsechips

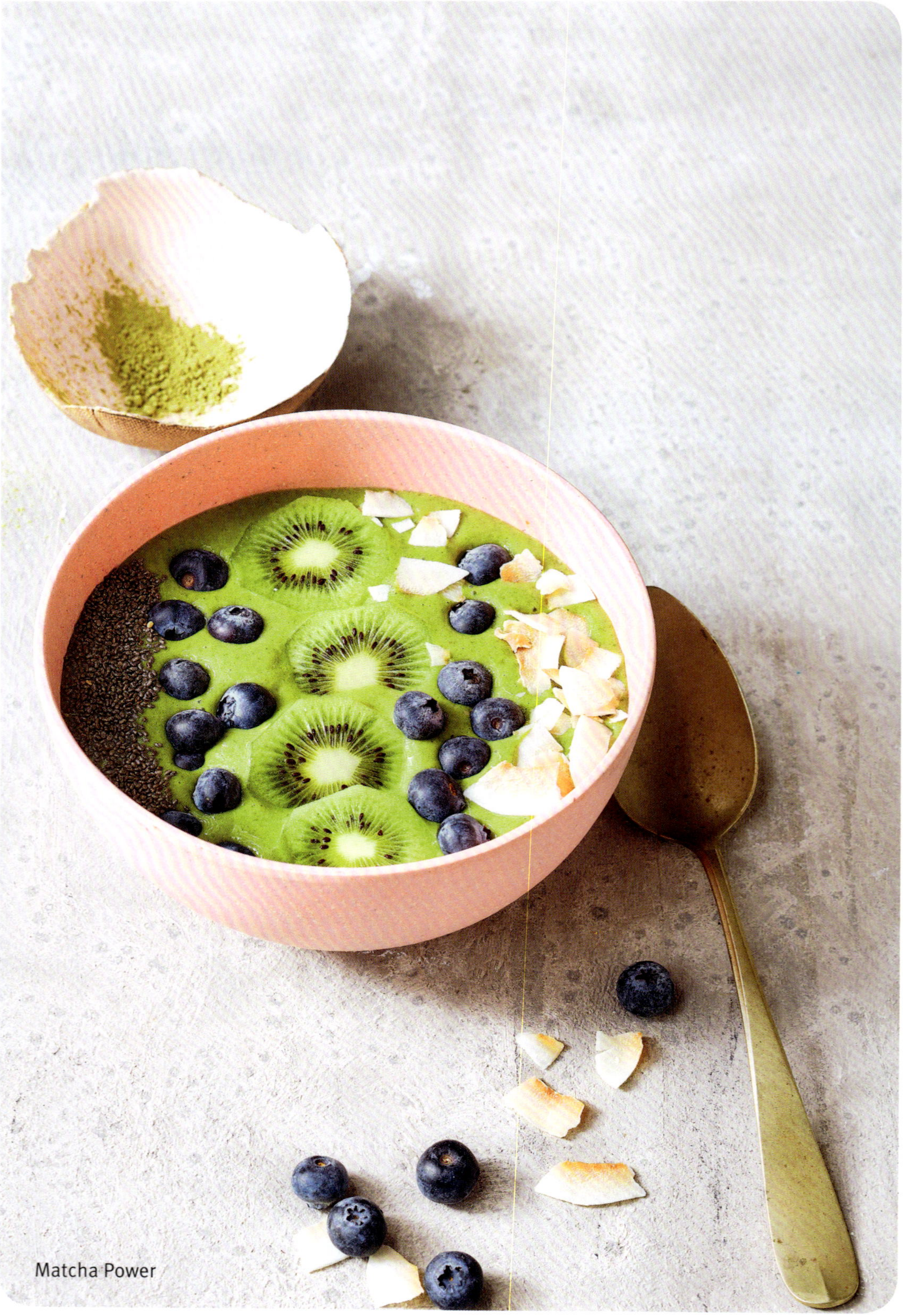

Matcha Power

Grüne Wonne

entgiftend, präbiotisch, antioxidativ
Für 1 Person
5 Min.

2 Handvoll Blattspinat • ½ Avocado • ½ gefrorene Banane • 1 TL Yacon-Sirup • 200 ml Mandeldrink • 1 Handvoll Himbeeren • 1 EL Chiasamen • 1 EL Goji-Beeren • 1 EL Pistazien (gehackt)

- Den Spinat putzen, waschen und trockenschütteln. Avocado halbieren und das Fruchtfleisch in einen Mixer geben. Zusammen mit Banane, Spinat, Yacon-Sirup und Mandeldrink zu einem Smoothie mixen.

- Den Smoothie in eine Schüssel geben und mit Himbeeren, Chiasamen, Goji-Beeren und Pistazien garnieren.

Rote Kraft

antioxidativ, immunstärkend
Für 1 Person
5 Min.

150 g gefrorene Himbeeren • ½ gefrorene Banane • 2 TL Acai-Pulver • 125 ml Mandeldrink • 1 Handvoll Blaubeeren • 1 EL Schoko-Zimt-Granola (Seite 92) • 1 EL Mandelmus

- Himbeeren, Banane, Acai-Pulver und Mandeldrink zu einem cremigen Smoothie mixen.

- Den Smoothie in eine Schüssel geben und mit Blaubeeren und Schoko-Zimt-Granola garnieren. Das Mandelmus darüberträufeln.

Matcha Power

ballaststoffreich, antioxidativ
Für 1 Person
5 Min.

1 Handvoll TK-Spinat • ½ gefrorene Banane • 250 ml Mandeldrink • 1 TL Matcha-Pulver • ½ Kiwi • 2 EL Blaubeeren • 1 EL Chiasamen • 1 EL Kokosflocken

- Spinat, Banane, Mandeldrink und Matcha-Pulver zu einem cremigen Smoothie mixen.

- Den Smoothie in eine Schüssel geben und mit Kiwischeiben, Blaubeeren, Chiasamen und Kokosflocken garnieren.

Schokoholic

reich an gesunden Fetten, sättigend, enthält Lektin
Für 1 Person
5 Min.

½ gefrorene Banane • ½ Zucchini (gewürfelt und gefroren) • 150 ml Mandeldrink • 150 g Kokosjoghurt • 1 EL Rohkakao • ½ Banane in Scheiben • 1 EL Erdnussbutter • 10 g Zartbitterschokolade (mind. 70 % Kakaoanteil)

- Banane, Zucchini, Mandeldrink, Kokosjoghurt und Kakao zu einem cremigen Smoothie mixen.

- Den Smoothie in eine Schüssel geben und mit Bananenscheiben, Erdnussbutter und gehackter Zartbitterschokolade garnieren.

ZUM SATTWERDEN

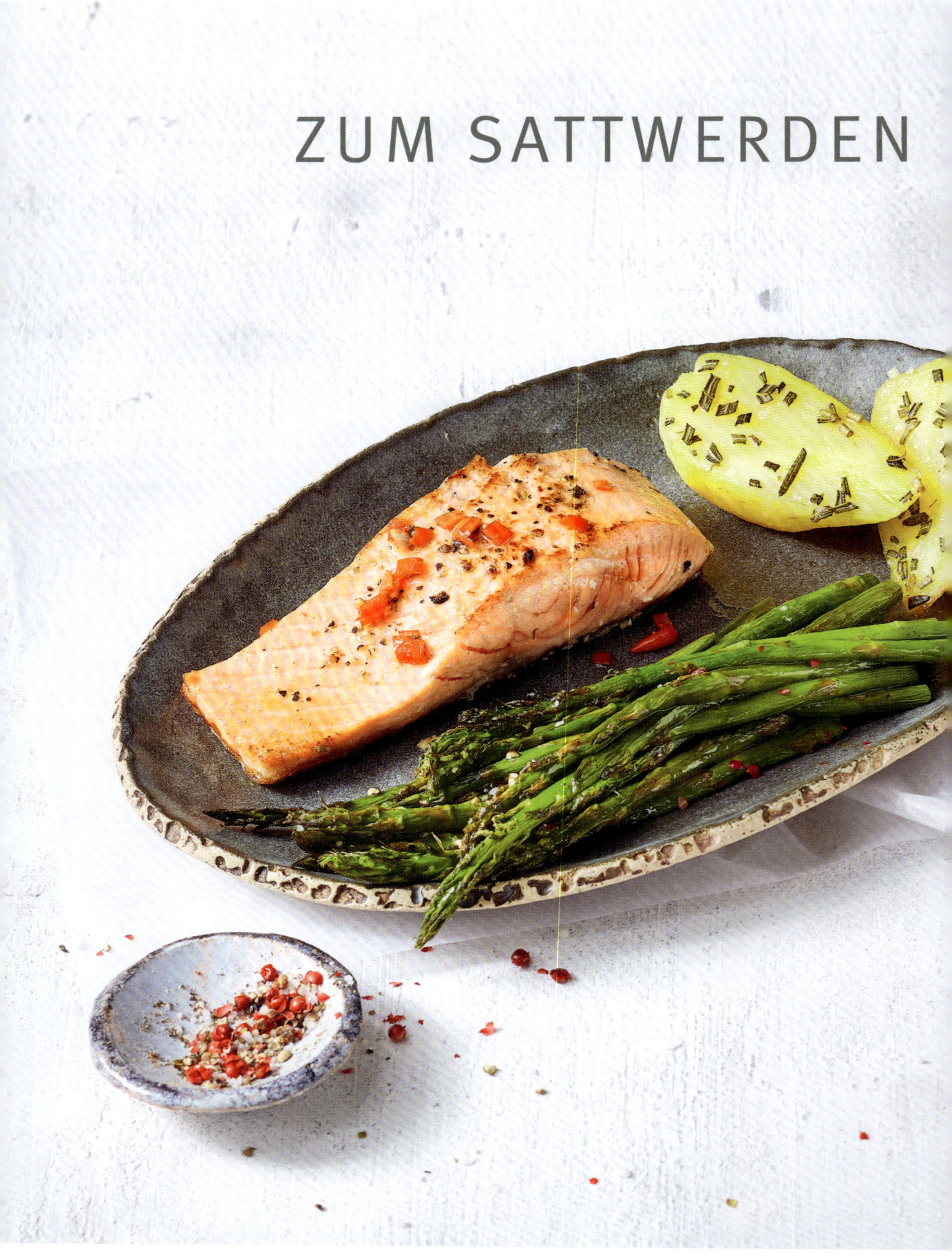

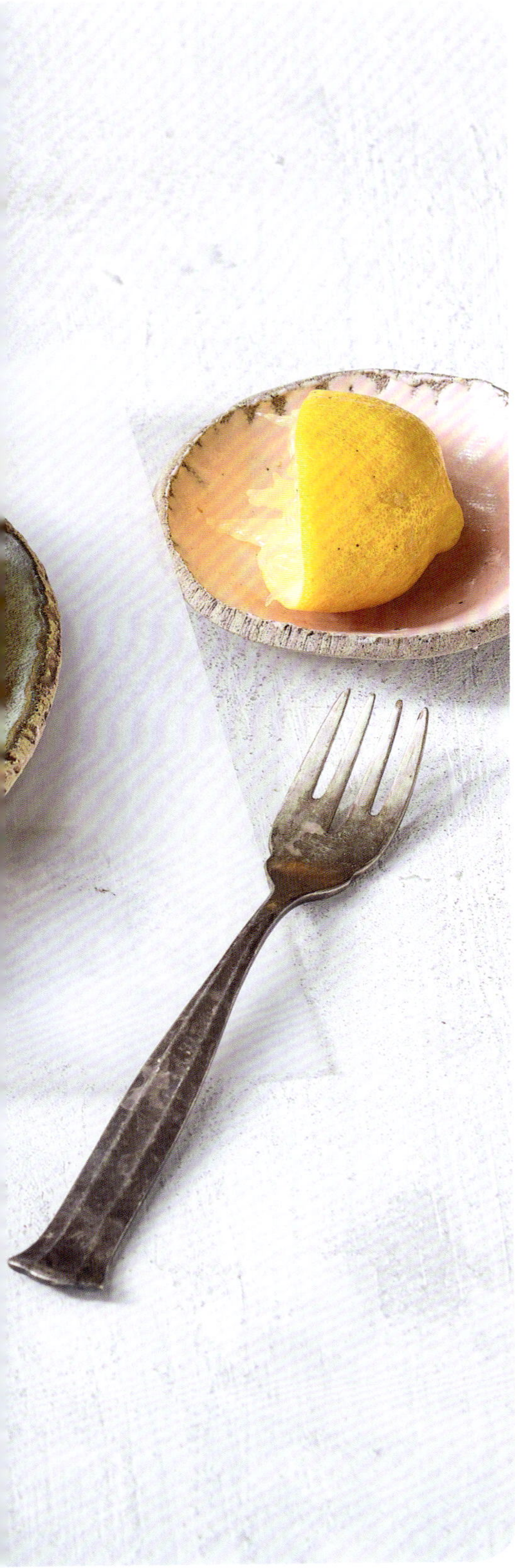

Lachs mit grünem Spargel und Rosmarinkartoffeln

nebennierenfreundlich, ballaststoffreich, enthält Lektin

Für 2 Personen

25 Min.

200 g frisches Lachsfilet • Saft einer ½ Zitrone • 1 Bund grüner Spargel • 4 gekochte Kartoffeln • 2 Zweige Rosmarin • 3 EL Olivenöl • 1 EL Meersalz • ¼ Chilischote • Salz, Pfeffer

- Den Backofen auf 200 °C Ober-/Unterhitze vorheizen.

- Das Lachsfilet abspülen, trockentupfen und mit Zitronensaft beträufeln. Den Spargel waschen, die holzigen Enden abschneiden und das untere Drittel schälen. Die Kartoffeln halbieren, Rosmarin fein hacken.

- Ein Backblech dünn mit Olivenöl einstreichen. Eine Hälfte mit Meersalz und Rosmarin bestreuen. Die Kartoffeln mit der Schnittfläche darauflegen. Die zweite Hälfte mit dem Spargel belegen.

- Alles mit 2 Esslöffeln Olivenöl beträufeln, den Spargel salzen und pfeffern. In den Ofen geben und 15 bis 20 Minuten garen.

- Etwas Öl in einer Pfanne erhitzen und den Lachs darin beidseitig goldbraun braten. Die Chilischote klein würfeln, in die Pfanne geben und mit ein paar Spritzern Zitronensaft ablöschen.

- Kartoffeln und Spargel aus dem Ofen holen, mit dem Lachs auf 2 Tellern anrichten.

Zoodles mit Bolognese

präbiotisch, nebennierenfreundlich, enthält Lektin

Für 2 Personen

30 Min.

2 Zucchini • 1 kleine Möhre • 1 kleine Zwiebel • 1 Knoblauchzehe • 1 EL Olivenöl • 200 g Hackfleisch vom Rind • 1 Dose stückige Tomaten • 8 Blätter Basilikum • Salz, Pfeffer • 2 EL geriebener Parmesan (wenn verträglich)

- Die Zucchini waschen und mit einem Spiralschneider zu Spaghetti verarbeiten. Die Möhre waschen, putzen und in kleine Würfel schneiden. Zwiebel und Knoblauchzehe abziehen und fein hacken.

- Etwas Öl in einer Pfanne erhitzen, Zwiebeln und Knoblauch darin glasig andünsten. Hackfleisch und Möhrenwürfel dazugeben und anbraten.

- Tomatenstücke in die Pfanne geben. Basilikumblätter hacken, in die Soße geben, salzen und pfeffern und bei mittlerer Hitze 15 bis 20 Minuten köcheln lassen.

- Kurz vor Ende der Garzeit die Zucchini in einem Topf mit kochendem Salzwasser 3 Minuten garen.

- Die Nudeln auf 2 Teller verteilen und die Bolognesesoße darauf anrichten. Nach Belieben mit Parmesan bestreuen.

Variante: Für eine vegetarische Bolognese ersetzen Sie das Hackfleisch einfach durch 200 g zerhäckselte Blumenkohlröschen, die Sie 8 Minuten vor Ende der Garzeit zur Soße geben.

Feuertopf mit Hack und Paprika

proteinreich, nebennierenfreundlich, enthält Lektin

Für 2 Personen

30 Min.

1 Zwiebel • 1 Knoblauchzehe • 2 mittelgroße Kartoffeln • 2 rote Paprika • 2 Scheiben Bio-Bacon • 1 EL Öl • 200 g Hackfleisch • 1 EL Tomatenmark • 1 TL Paprikapulver (edelsüß) • Salz, Pfeffer • 400 ml Gemüsebrühe (Seite 123) • 1 Dose stückige Tomaten (400 g) • 1 Orange • 1 TL Akazienhonig • 1 EL Petersilie (gehackt) • 1 TL Oregano • ½ TL Cayennepfeffer

- Zwiebel und Knoblauchzehe abziehen und fein hacken.

- Kartoffeln schälen, Paprika putzen, waschen und beides in mundgerechte Würfel schneiden. Bacon in Streifen schneiden.

- In einem großen Topf das Öl erhitzen, Zwiebeln und Knoblauch darin kurz andünsten. Baconstreifen und Hackfleisch hinzufügen und anbraten. Tomatenmark und Paprikapulver dazugeben, gut vermengen. Mit Salz und Pfeffer würzen.

- Kartoffeln und Paprika in den Topf geben, unter Rühren 3 bis 4 Minuten dünsten. Mit Gemüsebrühe ablöschen. Stückige Tomaten, Saft der Orange und Honig dazugeben. Alles kurz aufkochen und zugedeckt ca. 15 Minuten bei mittlerer Hitze köcheln lassen.

- Abschließend Petersilie einrühren und mit Oregano, Cayennepfeffer, Salz und Pfeffer feurig abschmecken.

Quinoa-Bowl mit Hähnchen

proteinreich, nebennierenfreundlich, enthält Lektin

Für 2 Personen

30 Min.

60 g Quinoa • 2 Handvoll Blattspinat • 1 Dose Kichererbsen • 1 EL Öl • Salz, Pfeffer • 1 TL Paprikapulver • 2 Hähnchenbrustfilets • ½ TL Chilipulver • 1 TL Currypulver • 50 g Sesammus • 1 TL Ahornsirup • ½ Zitrone • 1 Avocado

- Die Quinoa in einem Sieb unter fließend warmem Wasser abspülen, in einem Topf mit 150 ml gesalzenem Wasser aufkochen und ca. 15 Minuten bei schwacher Hitze ziehen lassen, bis das Wasser verkocht ist.

- Spinat putzen, waschen und trockenschütteln. Kichererbsen abgießen und in einer Pfanne mit 1 EL Olivenöl anbraten. Aus der Pfanne nehmen und mit Salz, Pfeffer und Paprikapulver würzen.

- Hähnchenfleisch waschen, trockentupfen und in der Pfanne rundherum in ca. 5 Minuten je nach Dicke goldbraun braten. Mit Salz, etwas Chili und Curry würzen.

- Für das Dressing Sesammus, Ahornsirup und Zitronensaft vermengen und mit etwas Wasser glattrühren. Mit Pfeffer und Chilipulver abschmecken.

- Avocado halbieren, entkernen, Fruchtfleisch in Spalten schneiden. Hähnchenbrustfilets in Scheiben schneiden.

- In 2 Schüsseln Spinat, Quinoa, Kichererbsen und Hähnchen anrichten, mit Dressing beträufeln.

Zucchini-Möhren-Puffer mit Bacon

nebennierenfreundlich, ballaststoffreich, darmfreundlich

Für 2 Personen

25 Min.

1 große Zucchini • 4 mittelgroße Möhren • 2 Eier • 2 EL Buchweizenflocken • 1 EL Zitronensaft • 2 EL Petersilie (gehackt) • Salz, Pfeffer • 6 Scheiben Bio-Bacon • 1 EL Öl

- Zucchini und Möhren putzen, waschen und grob raspeln.

- Das Gemüse mit Eiern, Buchweizenflocken, Zitronensaft und Petersilie in einer Schüssel vermengen, salzen und pfeffern.

- Den Bacon in Streifen schneiden. Öl in einer Pfanne erhitzen und den Bacon knusprig ausbraten.

- Zu der Gemüsemasse geben und alles vermengen.

- Jeweils ca. 1 Esslöffel der Gemüsemasse in die heiße Pfanne geben, etwas flach drücken und von beiden Seiten goldbraun braten.

- Die Puffer auf 2 Tellern anrichten. Dazu passt ein grüner Salat.

Hähnchen-Curry mit Reis

nebennierenfreundlich, ballaststoffreich, enthält Lektin

Für 2 Personen

55 Min.

- 200 ml Wasser
- 80 g Naturreis
- ½ kleine Zwiebel
- 1 Knoblauchzehe
- 200 g Hähnchenbrustfilet
- 1 mittelgroße Süßkartoffel
- 1 EL Olivenöl
- 2 EL Currypaste
- 100 ml Knochenbrühe (Seite 41)
- 150 g stückige Tomaten
- 125 ml Kokosmilch
- 1 Handvoll junger Spinat
- Salz, Pfeffer
- 2 EL frischer Koriander (gehackt)

- In einem kleinen Topf das Wasser aufkochen, den Reis dazugeben und bei mittlerer Hitze 20 bis 25 Minuten garen, bis das Wasser verkocht ist. Dabei gelegentlich umrühren. Den fertigen Reis vom Herd nehmen und im Topf zugedeckt warmhalten.

- Währenddessen Zwiebel und Knoblauch abziehen, die Zwiebel würfeln, den Knoblauch hacken.

- Das Hähnchenbrustfilet waschen, trockentupfen und in mundgerechte Stücke schneiden.

- Die Süßkartoffel schälen, waschen und ebenfalls würfeln.

- In einem zweiten Topf das Olivenöl erhitzen und die Zwiebeln darin glasig andünsten. Die Hähnchenfiletstücke hinzufügen und in ca. 5 Minuten goldbraun braten.

- Die Currypaste und den Knoblauch hinzufügen, unter Rühren kurz anrösten.

- Die Knochenbrühe, die Tomaten und die Süßkartoffelwürfel in den Topf geben. Bei schwacher Hitze 20 bis 25 Minuten köcheln lassen.

- Die Kokosmilch und den Spinat einrühren und das Curry 5 Minuten weiterköcheln lassen. Mit Salz und Pfeffer abschmecken.

- Den Reis auf zwei Schüsseln verteilen und das Hähnchen-Curry darauf verteilen, den Koriander darüberstreuen.

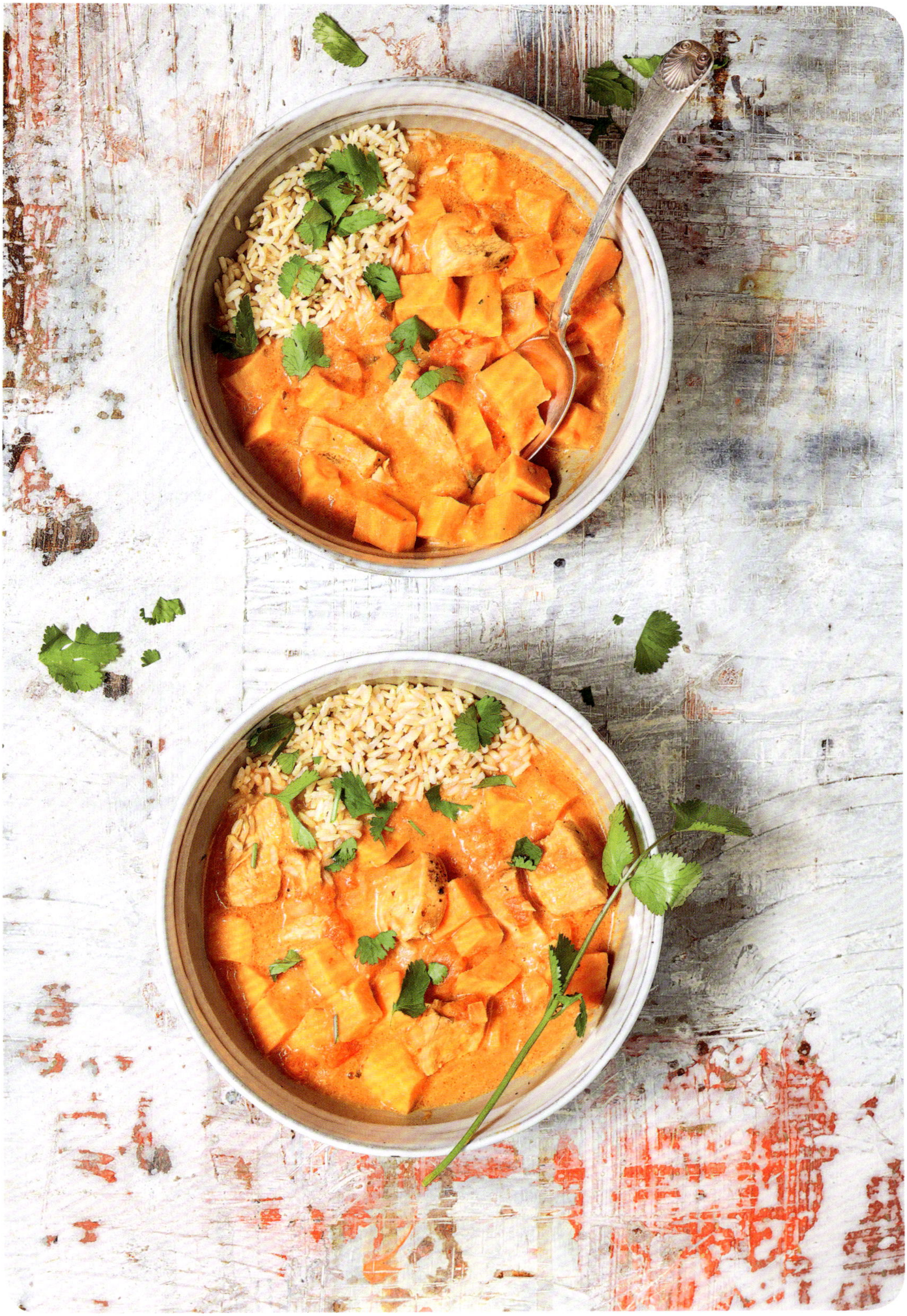

Blumenkohl-Risotto mit Bacon

darmfreundlich, ballaststoffreich, nebennierenfreundlich

Für 2 Personen

40 Min.

- 1 Blumenkohl
- 250 g Champignons
- 1 Handvoll Babyspinat
- 1 Zwiebel
- 1 Knoblauchzehe
- 5 Scheiben Bio-Bacon
- 2 EL Olivenöl
- Salz, Pfeffer
- 300 ml Gemüsebrühe (Seite 123)
- 2 EL Petersilie (gehackt)
- 1 Prise Muskatnuss
- 4 EL pflanzliche sojafreie Sahne (optional)

- Den Blumenkohl putzen, in Röschen teilen und waschen. Mit einer Küchenmaschine häckseln oder mit einer Reibe grob raspeln.

- Die Champignons putzen und in Scheiben schneiden. Spinat putzen, waschen und trockenschütteln.

- Die Zwiebel und den Knoblauch schälen und fein hacken. Bacon in Streifen schneiden.

- In einem großen Topf das Olivenöl erhitzen, Zwiebeln und Knoblauch darin glasig dünsten.

- Den Blumenkohl dazugeben und kurz mit andünsten. Mit Salz und Pfeffer würzen.

- Die Gemüsebrühe hinzufügen, alles aufkochen und bei mittlerer Hitze ca. 10 Minuten köcheln lassen.

- In einer Pfanne mit wenig Öl den Bacon kross braten, herausnehmen.

- Die Pilze in die Pfanne geben und braun anbraten. Die Petersilie und den Spinat hinzufügen und zusammenfallen lassen.

- Den Blumenkohlreis und den Bacon in die Pfanne geben. Alles vermengen und mit Salz, Pfeffer und einer Prise Muskatnuss abschmecken. Optional die pflanzliche Sahne unterrühren.

- Das Blumenkohl-Risotto auf 2 Tellern anrichten.

Gefüllte Paprika

ballaststoffreich, nebennierenfreundlich, enthält Lektin

Für 2 Personen

40 Min. + 25 Min. Backzeit

- 40 g Quinoa
- 100 ml Wasser
- 1 kleine Zwiebel
- 1 Knoblauchzehe
- 2 Tomaten
- 1 kleine Zucchini
- 1 große Handvoll junger Spinat
- 20 g Pinienkerne
- 1 EL frische Petersilie
- 4 kleine Paprikaschoten
- 1 EL Olivenöl
- 150 g Hackfleisch vom Rind
- Salz, Pfeffer
- ½ TL scharfes Paprikapulver
- 2 EL geriebenen Parmesankäse (wenn verträglich)

Quinoa in einem Sieb unter fließend warmem Wasser abspülen. In einem Topf mit dem Wasser aufkochen und ca. 15 Minuten bei mittlerer Hitze garen, bis das Wasser verkocht ist. Gelegentlich umrühren.

Die Zwiebel und den Knoblauch schälen und fein hacken. Die Tomate halbieren, entkernen und in kleine Würfel schneiden. Die Zucchini waschen und fein raspeln.

Den Spinat waschen, trockenschütteln und in kleine Streifen schneiden. Die Pinienkerne und die Petersilie hacken.

Paprikaschoten waschen, jeweils das obere Viertel abschneiden. Deckel und Schoten putzen. Den Deckel beiseitelegen.

Den Backofen auf 180 °C Ober-/Unterhitze vorheizen.

Etwas Öl in einer Pfanne erhitzen, die Zwiebeln und den Knoblauch darin glasig andünsten.

Hackfleisch, gehackte Tomaten und Zucchini dazugeben und 3 bis 4 Minuten anbraten. Mit Salz, Pfeffer und Paprikapulver würzen. Gehackten Spinat, Pinienkerne, Petersilie und gegarte Quinoa in die Pfanne geben. Alles gut vermengen. Optional geriebenen Parmesan dazugeben. Abschließend mit Salz und Pfeffer abschmecken.

Die Masse gleichmäßig in die Paprikaschoten füllen, Deckel aufsetzen, die Schoten in eine feuerfeste, leicht gefettete Form setzen.

Im Ofen 20 bis 25 Minuten backen, bis die Paprikaschoten weich sind.

Die gefüllten Paprika auf Tellern anrichten und servieren.

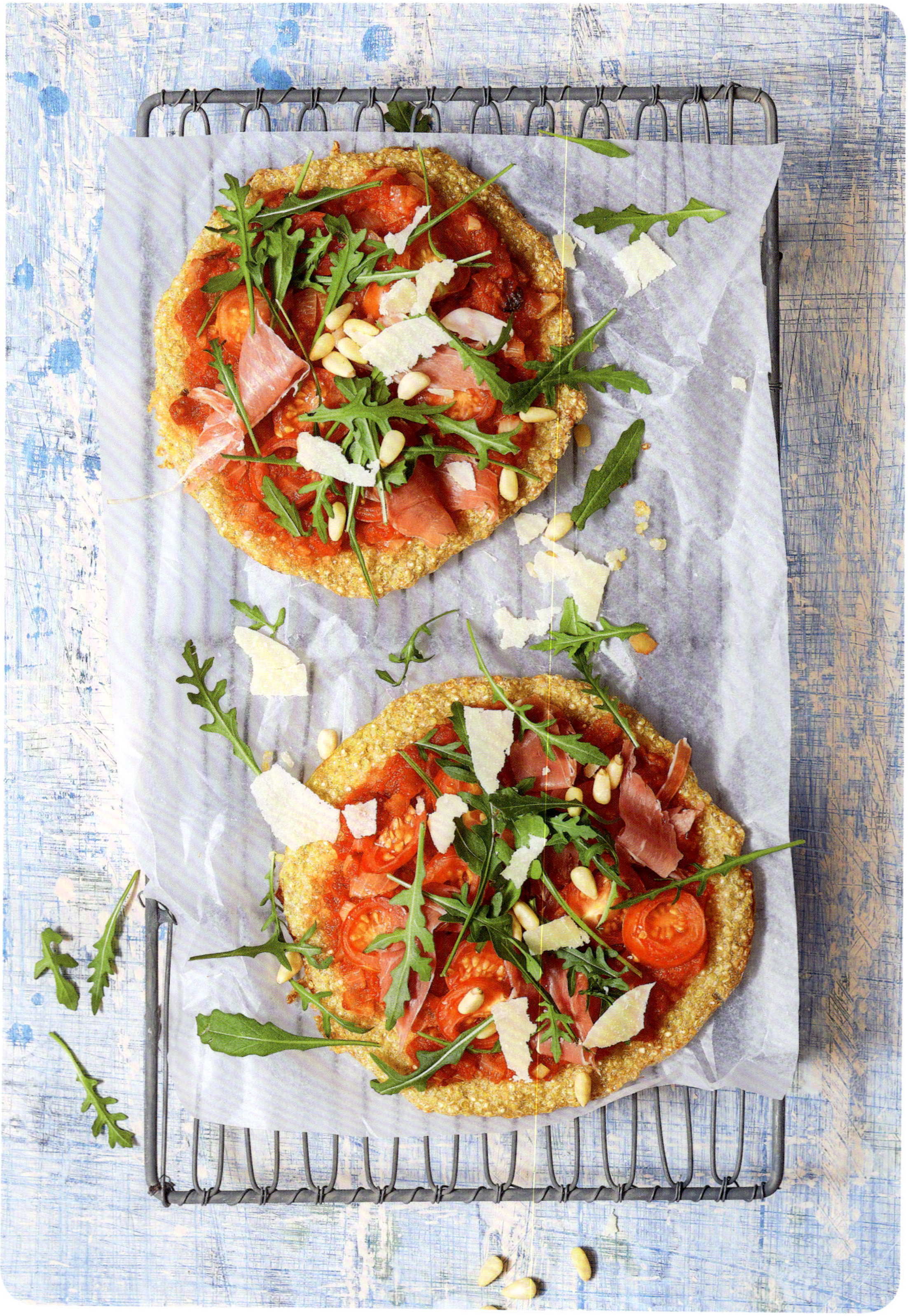

Quinoa-Pizza

ballaststoffreich, proteinreich, enthält Lektin
Für 1 bis 2 Personen
60 Min. inkl. Backzeit

- 65 g Quinoa
- 150 ml Wasser
- 2 Eiweiß
- Salz, Pfeffer
- 1 kleine Zwiebel
- 1 Knoblauchzehe
- 1 Handvoll Rucola
- 4 Cherrytomaten
- 4 Blätter Basilikum
- 1 EL Olivenöl
- 1 kleine Dose stückige Tomaten
- 4 Scheiben Parmaschinken
- 1 EL Pinienkerne
- 1 EL Parmesankäse (optional)

- Den Ofen auf 200 °C Ober-/Unterhitze vorheizen.
- Die Quinoa in einem Sieb unter fließend warmem Wasser abspülen, in einem Topf mit dem Wasser aufkochen und ca. 15 Minuten bei schwacher Hitze ziehen lassen, bis das Wasser aufgesogen ist. Kurz auskühlen lassen und mit 2 Eiweiß vermengen.
- Die Masse mit Salz und Pfeffer würzen.
- Backblech mit Backpapier auslegen. Den Quinoateig darauf kreisrund verstreichen (oder 2 kleinere Böden formen).
- Den Pizzaboden im Ofen ca. 15 Minuten goldbraun backen.
- In der Zwischenzeit Zwiebel und Knoblauch schälen und fein hacken.
- Den Rucola putzen, waschen und trockenschütteln. Die Cherrytomaten waschen und in Scheiben schneiden. Das Basilikum hacken.
- Etwas Öl in einem kleinen Topf erhitzen, Zwiebeln und Knoblauch darin glasig andünsten. Die stückigen Tomaten und das Basilikum dazugeben, mit Salz und Pfeffer abschmecken und 10 Minuten bei mittlerer Hitze köcheln lassen.
- Den Pizzateig aus dem Ofen holen und vorsichtig vom Backpapier lösen, wenden und weitere 10 Minuten backen.
- Nun die Tomatensoße auf dem Pizzateig verstreichen, die Cherrytomaten darauf verteilen.
- Die Pizza weitere 5 Minuten im Ofen backen.
- Abschließend Parmaschinken und Rucola auf die Pizza geben. Mit Pinienkernen und etwas gehobelten Parmesan (wenn verträglich) garnieren.

Tipp Wenn Sie den Pizzaboden lieber etwas weicher mögen, können Sie ihn auch schon nach dem ersten Backen belegen und auf das Wenden verzichten.

Kumpir mit Lachs, Spinat und Avocadocreme

proteinreich, reich an Omega-3-Fettsäuren, enthält Lektin und Casein

Für 2 Personen

60 Min. inkl. Backzeit

- 2 große Kartoffeln
- 1 kleine Zwiebel
- 1 Knoblauchzehe
- 1 Avocado
- 1 Zitrone
- ½ TL Cayennepfeffer
- 6 Oliven
- 2 getrocknete Tomaten
- 2 große Handvoll Spinat
- 2 kleine Lachsfilets
- 1 EL Öl
- Salz, Pfeffer
- 1 Prise Muskatnuss
- 30 g Fetakäse (optional)

Den Backofen auf 200 °C Ober-/Unterhitze vorheizen.

Die Kartoffeln waschen, in Alufolie wickeln und 45 bis 60 Minuten im Ofen backen.

In der Zwischenzeit die Zwiebel und den Knoblauch schälen, Zwiebel fein würfeln.

Die Avocado halbieren, entkernen und das Fruchtfleisch in ein hohes Gefäß geben. Den Saft einer halben Zitrone, Cayennepfeffer, Knoblauch und 1 Prise Salz zufügen und die Avocado mit einem Stabmixer pürieren.

Die Oliven in Ringe schneiden, die Tomaten fein hacken. Den Spinat putzen, waschen und trockenschütteln.

Die Lachsfilets waschen, trockentupfen und mit dem Saft der restlichen Zitrone beträufeln.

Das Öl in einer Pfanne erhitzen und den Lachs darin beidseitig goldbraun knusprig braten. Salzen und pfeffern. Aus der Pfanne nehmen und in Alufolie einwickeln.

Die Zwiebeln in die Pfanne geben und glasig andünsten, den Spinat hinzufügen und zerfallen lassen. Mit Salz, Pfeffer und einer Prise Muskatnuss abschmecken.

Die Kartoffeln aus dem Ofen nehmen, auswickeln, längs einschneiden und leicht aufdrücken.

Den Spinat auf die Kartoffeln verteilen, die Avocadocreme daraufstreichen.

Den Lachs mit zwei Gabeln auseinanderzupfen und auf die Creme verteilen. Mit Oliven und Tomaten garnieren. Den Fetakäse zerbröseln und darüberstreuen.

Leinsamen-Wrap mit Thunfisch

reich an Omega-3-Fettsäuren und Ballaststoffen, enthält Lektin

Für 2 Personen

40 Min.

Für den Wrap:

- 100 g Leinsamenmehl
- 10 g Chiasamen
- 1 TL Salz
- 5 g Flohsamenschalen
- 220 ml Wasser

Für die Füllung:

- 1 große Möhre
- 4 Cherrytomaten
- ½ rote Paprika
- 1 Knoblauchzehe
- 4 Salatblätter (z. B. Eisbergsalat)
- 1 Handvoll Rucola
- 1 Avocado
- ½ TL Rosenpaprikapulver
- ½ Zitrone
- Salz, Pfeffer
- 200 g Thunfisch im eigenen Saft

- Leinsamenmehl, Chiasamen, Salz und Flohsamenschalen in einer Schüssel vermischen.

- Das Wasser dazugeben und alles zügig miteinander verrühren. Die Masse 15 Minuten abgedeckt quellen lassen.

- Die Möhre schälen, waschen und grob raspeln. Cherrytomaten waschen und vierteln. Paprika putzen, waschen und fein würfeln. Knoblauch schälen. Salatblätter und Rucola waschen und trockenschütteln.

- Die Avocado halbieren, entkernen und das Fruchtfleisch in ein hohes Gefäß geben. Rucola, Knoblauch, Paprikapulver und Saft einer halben Zitrone hinzufügen und alles mit dem Stabmixer pürieren. Die Creme mit ein wenig Wasser glattrühren, mit Salz und Pfeffer abschmecken.

- Nun den Teig kurz durchkneten, in 4 Teile teilen und diese zu Kugeln formen.

- Ein Stück Frischhaltefolie auslegen, eine Kugel darauf platzieren, mit der Hand plätten und eine weitere Folie darüberlegen. Den Teig vorsichtig zu einem Wrap ausrollen, die Folie entfernen. Mit den übrigen Teigkugeln ebenso verfahren.

- Die Wraps nacheinander in der Pfanne bei mittlerer Hitze beidseitig in wenigen Minuten goldbraun braten. Anschließend mit einem Küchentuch abdecken, damit sie nicht hart werden.

- Zwei Wraps jeweils halbseitig mit Salatblättern, Möhrenstreifen, Paprikawürfeln und Cherrytomaten belegen. Den Thunfisch zerbröckeln und darauf verteilen. Die Avocadocreme darübergeben und den Wrap zuklappen oder auch rollen.

Zoodles mit Garnelen und Avocado-Basilikum-Pesto

low carb, darmfreundlich, nebennierenfreundlich
Für 2 Personen
30 Min.

- 1 kleine Süßkartoffel
- 2 mittlere Zucchini
- 1 kleine Zwiebel
- 1 Knoblauchzehe
- 1 Bund Basilikum

- 1 Avocado
- Saft einer ½ Zitrone
- Salz
- 1 Prise Cayennepfeffer

- 200 g Garnelen (küchenfertig)
- 1 EL Olivenöl
- Salz, Pfeffer

- Die Süßkartoffel schälen, in Würfel schneiden und in einem Topf mit heißem Wasser 10 bis 15 Minuten weich kochen.

- In der Zwischenzeit die Zucchini waschen und mit dem Spiralschneider zu Spaghetti verarbeiten.

- Die Zwiebel häuten und fein hacken, den Knoblauch schälen.

- Das Basilikum waschen, trockenschütteln und die Blätter abzupfen. Einige Blättchen beiseitelegen.

- Die Avocado halbieren, entkernen und das Fruchtfleisch in eine hohe Schüssel geben. Die Knoblauchzehe, den Zitronensaft und das Basilikum hinzufügen und alles mit einem Stabmixer pürieren. Mit Salz und einer Prise Cayennepfeffer abschmecken.

- Die Garnelen mit 1 EL Olivenöl in einer Pfanne ca. 3 bis 4 Minuten braten, salzen und pfeffern, herausnehmen und warm halten.

- Nun die Zwiebeln in die Pfanne geben und glasig andünsten. Die Zucchininudeln hinzufügen, mit Salz und Pfeffer würzen und 4 bis 5 Minuten garen. Kurz vor Garende die Garnelen in die Pfanne geben.

- Die Süßkartoffeln abgießen.

- Die Zoodles auf zwei Tellern verteilen, die Avocado-Basilikum-Creme darauf verteilen und die Süßkartoffeln und Garnelen darübergeben. Mit Basilikumblättchen garnieren.

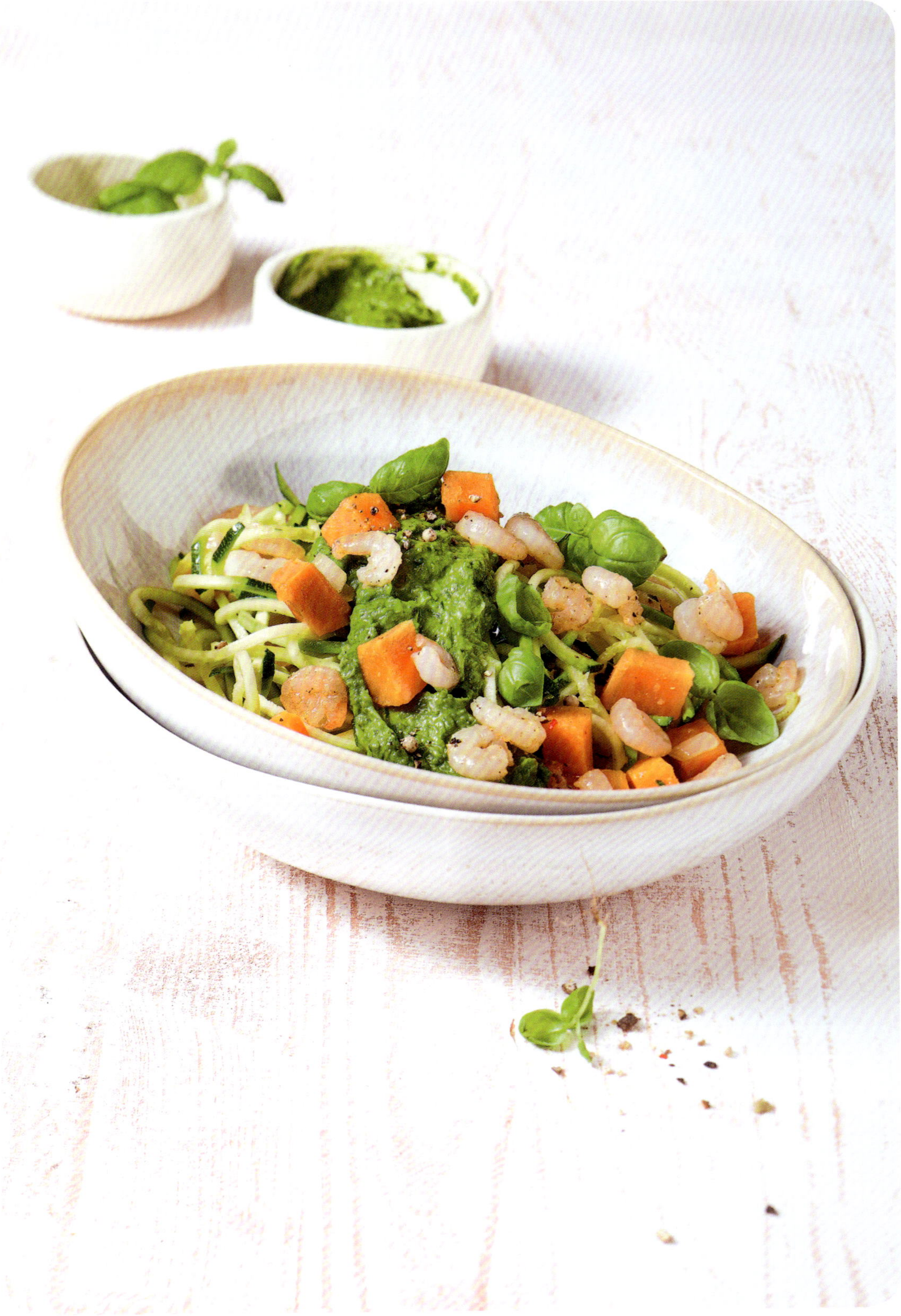

Fischburger

ballaststoffreich, nebennierenfreundlich, enthält Casein

Für 2 Personen

40 Min.

- 2 Scheiben Life Changing Bread (Seite 150)
- 1 Frühlingszwiebel
- 1 großes Rotbarschfilet (ca. 200 g)
- 2 TL Senf
- 1 Zweig Petersilie
- Salz, Pfeffer
- ½ Knoblauchzehe
- 1 EL Kapern
- 1 EL Dill
- 150 g Naturjoghurt
- etwas Zitronensaft
- ½ Salatgurke
- 4 Radieschen
- 1 Handvoll Rucola
- 1 EL Öl

- Das Life Changing Bread nach Rezept zubereiten. 2 Scheiben abschneiden.

- Die Frühlingszwiebel putzen, waschen und in Ringe schneiden.

- Mit einer Küchenmaschine Rotbarsch, Frühlingszwiebel und Petersilie grob zerkleinern. Mit 1 Teelöffel Senf, Salz und Pfeffer würzen. Kühl stellen.

- Für das Dressing die Knoblauchzehe schälen und halbieren, Kapern und Dill fein hacken.

- Den Joghurt in eine Schüssel geben, Knoblauch durch die Knoblauchpresse drücken und dazugeben, Dill, Kapern, 1 Teelöffel Senf und 1 Spritzer Zitrone hinzufügen und gut verrühren. Mit Salz und Pfeffer abschmecken.

- Gurke und Radieschen waschen, putzen und grob raspeln.

- Den Rucola putzen, waschen und trockenschütteln. In mundgerechte Stücke schneiden und mit den Gurken- und Radieschenstreifen mischen.

- Aus der Fischmasse mit feuchten Händen 2 Buletten formen.

- Die Buletten in einer heißen Pfanne mit etwas Öl beidseitig goldbraun braten.

- Den Salat auf 2 Schüsseln aufteilen, die Fischburger darauf anrichten, das Joghurtdressing darüberträufeln und die Brotscheiben dazugeben.

Shakshuka mit Speck-Ciabatta

ballaststoffreich, enthält Lektin

Für 2 Personen

25 Min.

2 Scheiben Speck-Ciabatta (Seite 148) • 1 rote Paprikaschote • 1 große Zwiebel • 2 EL Olivenöl • 1 Dose stückige Tomaten (425 ml) • ¼ TL Chiliflocken • ½ TL Paprikapulver (edelsüß) • Salz, Pfeffer • 4 Eier • 2 Zweige Petersilie

- 2 Scheiben Speck-Ciabatta abschneiden.

- Paprika putzen, waschen und in Streifen schneiden. Zwiebel häuten und in kleine Würfel schneiden.

- In einer Pfanne das Öl erhitzen, die Zwiebeln darin glasig andünsten. Paprikastreifen dazugeben und ca. 5 Minuten dünsten.

- Die Tomaten hinzufügen und mit Chiliflocken und Paprikapulver würzen. Den Tomaten-Sugo ca. 5 Minuten einkochen lassen, salzen und pfeffern.

- Mit einem Esslöffel 4 Mulden in den Sugo formen. Die Eier nacheinander aufschlagen und vorsichtig in die Mulden gleiten lassen. Alles halb zugedeckt bei schwacher Hitze ca. 6 Minuten garen, bis die Eier gestockt sind. Salzen und pfeffern. Die Petersilie waschen, trockenschütteln, grob hacken und darüberstreuen. Die Shakshuka in der Pfanne servieren und das Brot dazu anrichten.

Kimchi

darmfreundlich, probiotisch, präbiotisch

4–8 Portionen

ca. 60 Min. + 4 Std. Ruhezeit + 3 Tage Fermentierzeit

1 kg Chinakohl • 2–3 Möhren • Salz • 2 Knoblauchzehen • 1 Zwiebel • 1 Stück Ingwer (ca. 5 cm lang) • 1 Bund Frühlingszwiebeln • 2 EL Fischsoße • 1 TL Honig • 2 EL Chilipulver

Außerdem:
Einmachgläser

- Den Chinakohl in kleine Stücke schneiden und mit Wasser befeuchten. Die Möhre raspeln oder in Scheiben schneiden. Beides in eine große Schüssel geben.

- Das Gemüse gut mit Salz bestreuen, einmassieren. Drei bis 4 Stunden ruhen lassen, zwischendurch immer wieder durchmengen.

- Knoblauch, Zwiebel und Ingwer schälen, Frühlingszwiebeln putzen. Alles klein hacken und mit Fischsoße, Honig und Chilipulver vermengen.

- Das Gemüse nach der Ruhephase unter fließendem Wasser abwaschen, abtropfen lassen. Mit der Gewürzpaste vermengen und die Paste in das Gemüse einkneten (dabei Einmalhandschuhe verwenden).

- Saubere Einmachgläser zu ⅔ mit der Gemüsemischung befüllen und luftdicht verschließen. Die Gläser 3 Tage bei Zimmertemperatur dunkel lagern, anschließend in den Kühlschrank stellen. Das Kimchi ist gekühlt bis zu 2 Monate haltbar.

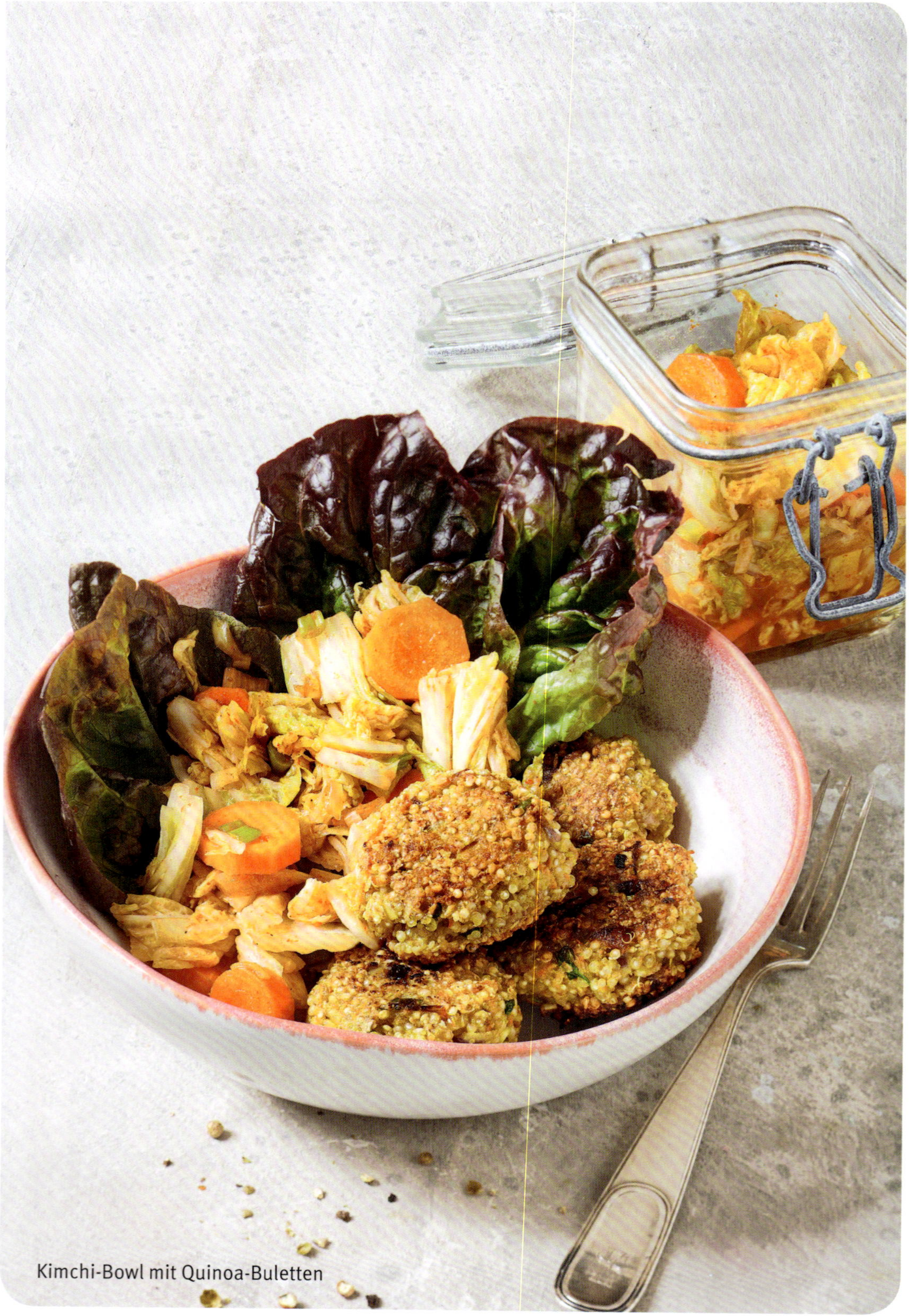

Kimchi-Bowl mit Quinoa-Buletten

Kimchi-Bowl mit Quinoa-Buletten

vegetarisch, probiotisch, präbiotisch

Für 2 Personen

40 Min.

2 Portionen Kimchi (Seite 143) • 60 g Quinoa • 150 ml Gemüsebrühe (Seite 123) • 1 Zwiebel • 1 Möhre • ½ TL Currypulver • ½ TL Kreuzkümmel • 1 EL Olivenöl • 1 Ei • 2 EL Buchweizenflocken • 1 EL Petersilie (gehackt) • Salz, Pfeffer • 4 Romanasalatblätter

- Kimchi nach Rezept vorbereiten.

- Die Quinoa in einem Sieb unter fließend warmem Wasser abspülen. In einem Topf mit 150 ml Gemüsebrühe aufkochen und ca. 15 Minuten bei schwacher Hitze ziehen lassen. Gelegentlich umrühren.

- Die Zwiebel schälen und fein würfeln. Die Möhre putzen, schälen und raspeln.

- In einer Pfanne das Currypulver und den Kreuzkümmel kurz anrösten. Öl, Zwiebeln und Möhrenraspel dazugeben und alles andünsten. Aus der Pfanne nehmen und abkühlen lassen.

- In einer Schüssel Quinoa, Möhren-Zwiebel-Masse, Ei, Buchweizenflocken und Petersilie gut vermengen, salzen und pfeffern.

- Aus der Masse 6 bis 8 Buletten formen und in der heißen Pfanne goldbraun braten.

- Die Salatblätter waschen, trockentupfen und auf 2 Schüsseln verteilen. Jeweils 1 Portion Kimchi dazugeben und die Quinoa-Buletten daneben anrichten.

Frittata

vegetarisch, ballaststoffreich, enthält Lektin und Casein

Für 2 Personen

45 Min. inkl. Backzeit

2 mittelgroße Kartoffeln • 2 EL Olivenöl • 1 kleine Möhre • 1 kleine Zucchini • ½ rote Paprika • 1 kleine Zwiebel • 1 Knoblauchzehe • 1 EL Petersilie (gehackt) • 60 g Schafskäse (optional) • 4 Eier • Salz, Pfeffer

- Den Backofen auf 200 °C Ober-/Unterhitze vorheizen.

- Die Kartoffeln schälen und in Scheiben schneiden. In einer Pfanne mit 1 Esslöffel Öl ca. 8 Minuten braten, öfter wenden.

- Das Gemüse putzen und waschen, Möhre schälen. Zucchini und Möhren in Scheiben, Paprika in Streifen schneiden. Zwiebel und Knoblauch häuten und fein hacken.

- Kartoffeln aus der Pfanne nehmen, 1 EL Öl in die Pfanne geben, Möhren, Zwiebeln und Paprika darin andünsten.

- In einer Schüssel Kartoffeln, Möhren, Paprika, Zwiebeln, Zucchini, Knoblauch und Petersilie mischen. Den Schafskäse zerbröseln und unter die Masse heben. Die Eier verquirlen und in die Schüssel geben. Salzen und pfeffern.

- Die Mischung in eine Auflaufform geben und ca. 15 bis 20 Minuten backen.

- Die Frittata auf 2 Tellern anrichten und mit Kräutern bestreuen.

BACKEN, SÜSSES UND DESSERTS

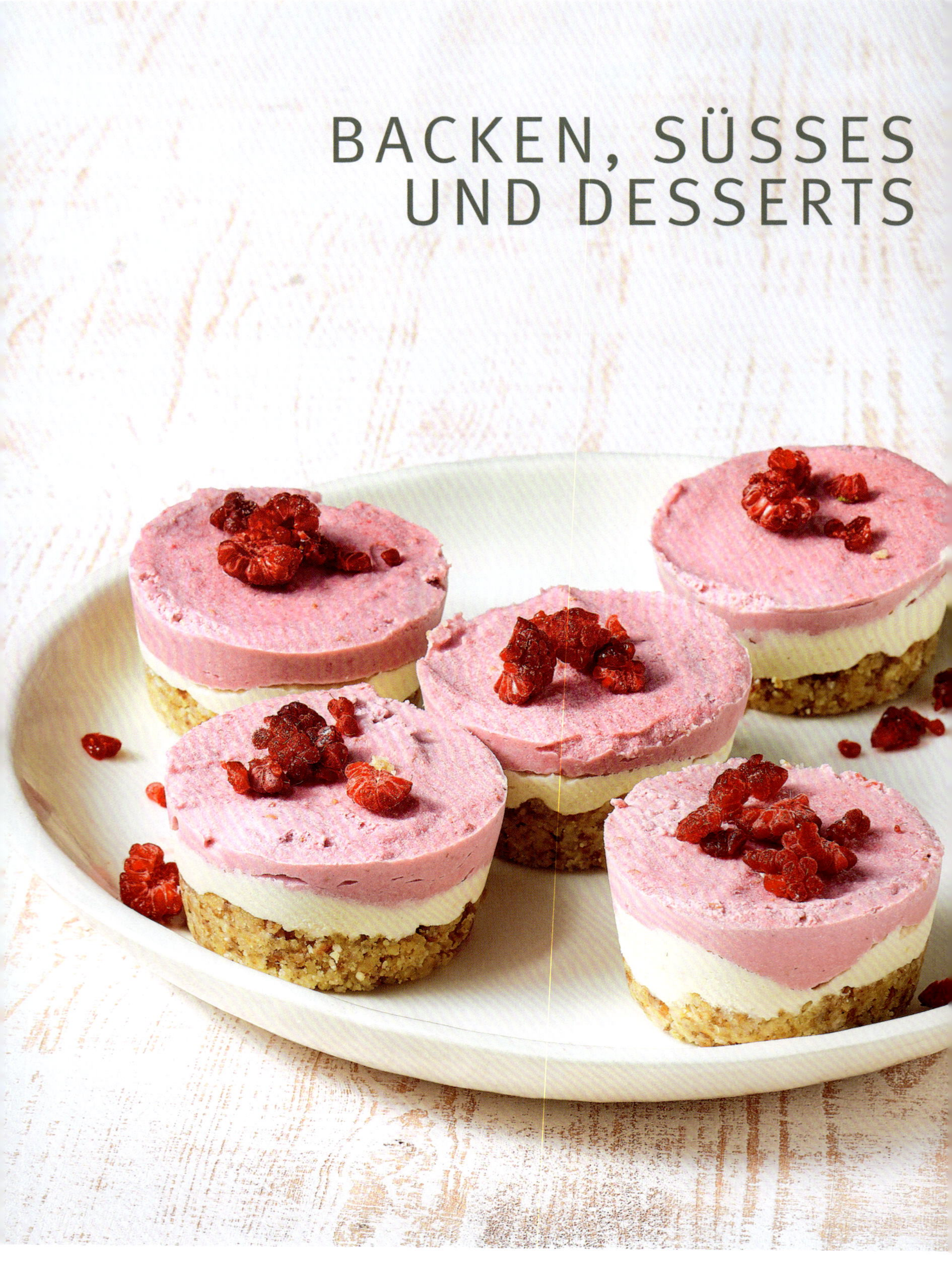

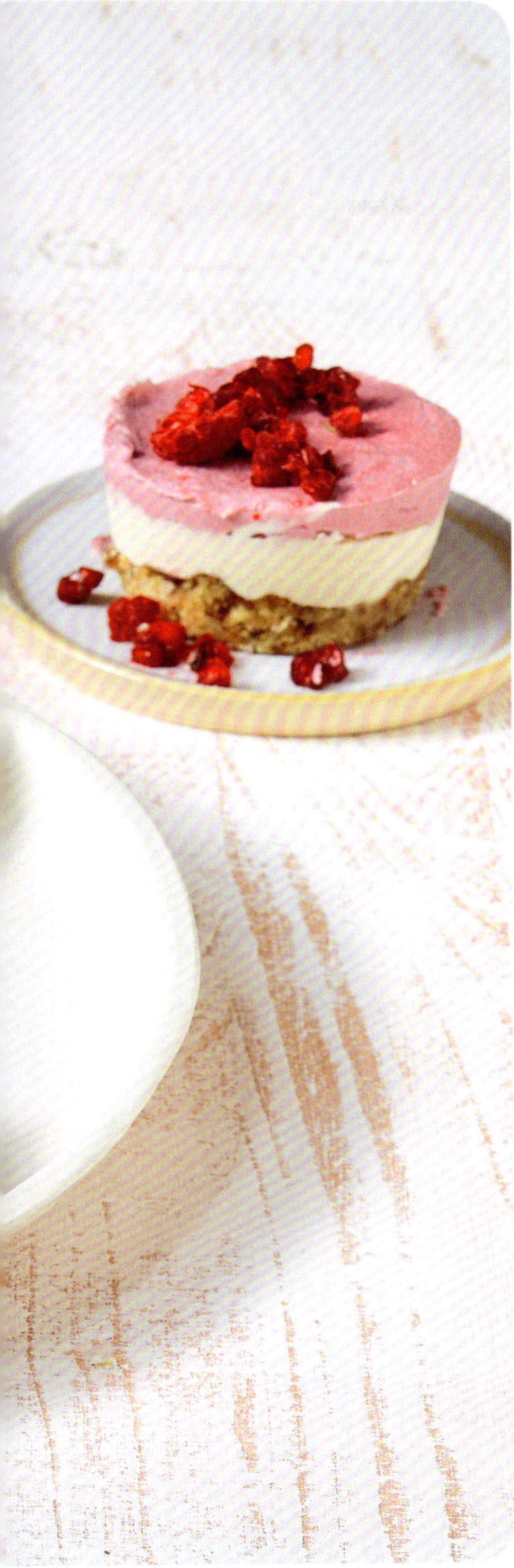

Himbeer-Cheesecake-Törtchen

vegan, ballaststoffreich, enthält Lektin

Ergibt ca. 8 Stück

30 Min. + 5 Std. Kühlzeit + ca. 8 Std. Einweichzeit

Für den Teig:

8 Medjool-Datteln • 50 g Walnüsse • 50 g gemahlene Mandeln • 1 EL Kokosöl

Für die Füllung:

220 g Cashewkerne (über Nacht eingeweicht) • 70 ml Kokosöl • 125 ml Kokosmilch • 80 ml Ahornsirup • Saft einer ½ Zitrone • ½ TL Vanille aus der Mühle • 125 g Himbeeren

- Datteln, Walnüsse, Mandeln und Kokosöl in einem Mixer zu einem krümeligen Teig verarbeiten. Gleichmäßig in Muffinförmchen verteilen und andrücken.

- Die Förmchen für mindestens 1 Stunde in den Kühlschrank stellen.

- Cashewkerne abspülen und abtropfen lassen. Zusammen mit Kokosöl, Kokosmilch, Ahornsirup, Zitronensaft und Vanille im Mixer zu einer cremigen Masse pürieren.

- Die Hälfte der Masse in die Muffinförmchen füllen. Die Muffins wieder ca. 1 Stunde kühl stellen.

- Die restliche Cashewcreme mit den Himbeeren im Mixer cremig pürieren.

- Die Himbeercreme als letzte Schicht in die Muffinförmchen füllen.

- Die Muffins für mindestens 3 Stunden ins Gefrierfach stellen.

Zucchini-Möhren-Brot

darmfreundlich, präbiotisch, ballaststoffreich
Ergibt ca. 10 Scheiben
20 Min. + 40 Min. Backzeit

180 g grob geraspelte Zucchini • 100 g grob geraspelte Möhren • 1 EL Apfelessig • 100 ml Reisdrink • 200 g Vollkornreismehl • 100 g Buchweizenmehl • 40 g Leinsamen • 20 g Kürbiskerne • 10 g gemahlene Flohsamenschalen • 2 TL Natron • 1 TL Kokosblütenzucker • 1 TL Salz • 1 TL Pfeffer • 1 TL Oregano

- Den Backofen auf 200 °C Ober-/Unterhitze vorheizen.

- Die Zucchini und die Möhren waschen, putzen und grob raspeln.

- Das Gemüse in einer Schüssel miteinander vermengen, Apfelessig und Reisdrink hinzufügen.

- Alle restlichen Zutaten in einer separaten Schüssel mischen und nach und nach zu dem Zucchini-Möhren-Mix geben. Den Teig gut durchmengen und verkneten.

- Die Masse auf ein mit Backpaper ausgelegtes Backblech geben und mit bemehlten Händen zu einem Laib formen.

- Das Brot mit etwas Reismehl bestäuben, in den Ofen schieben und 40 bis 45 Minuten backen. Anschließend auskühlen lassen.

Tipp Das Brot lässt sich wunderbar scheibenweise einfrieren. Bei Bedarf einfach kurz auftoasten!

Speck-Ciabatta mit Oliven und Tomaten

darmfreundlich, nebennierenfreundlich, ballaststoffreich
Ergibt 10–12 Scheiben
50 Min.

50 g grüne Oliven • 6 getrocknete Tomaten (in Olivenöl) • 60 g Bio-Räucherspeck • 60 g Mandelmehl • 15 g Flohsamenschalen • 1 TL Backpulver • ½ TL Salz • 1 Prise Pfeffer • 4 Eiweiß • 1 EL Apfelessig • 1 EL Olivenöl • 100 ml Wasser

- Oliven und Tomaten gut abtropfen lassen. Speck und Tomaten fein würfeln.

- Mandelmehl, Flohsamenschalen, Backpulver, Salz und Pfeffer in einer Schüssel mischen. Eiweiß, Apfelessig, Olivenöl, Speck, Tomaten und Oliven dazugeben und gut vermengen.

- Wasser aufkochen und unter Rühren zum Teig geben, bis eine glatte Masse entsteht. Den Teig 15 Minuten ruhen lassen.

- Den Backofen auf 200 °C Ober-/Unterhitze vorheizen.

- Den Teig auf ein mit Backpapier belegtes Backblech geben. Mit angefeuchteten Händen zu einem länglichen Brot formen (ca. 20 cm). Mit etwas Mandelmehl bestäuben und mittig einschneiden.

- Das Brot im unteren Drittel des Ofens ca. 30 Minuten goldbraun backen. Anschließend 10 Minuten auskühlen lassen.

Das passt dazu Das Speck-Ciabatta eignet sich wunderbar als Salatbeilage.

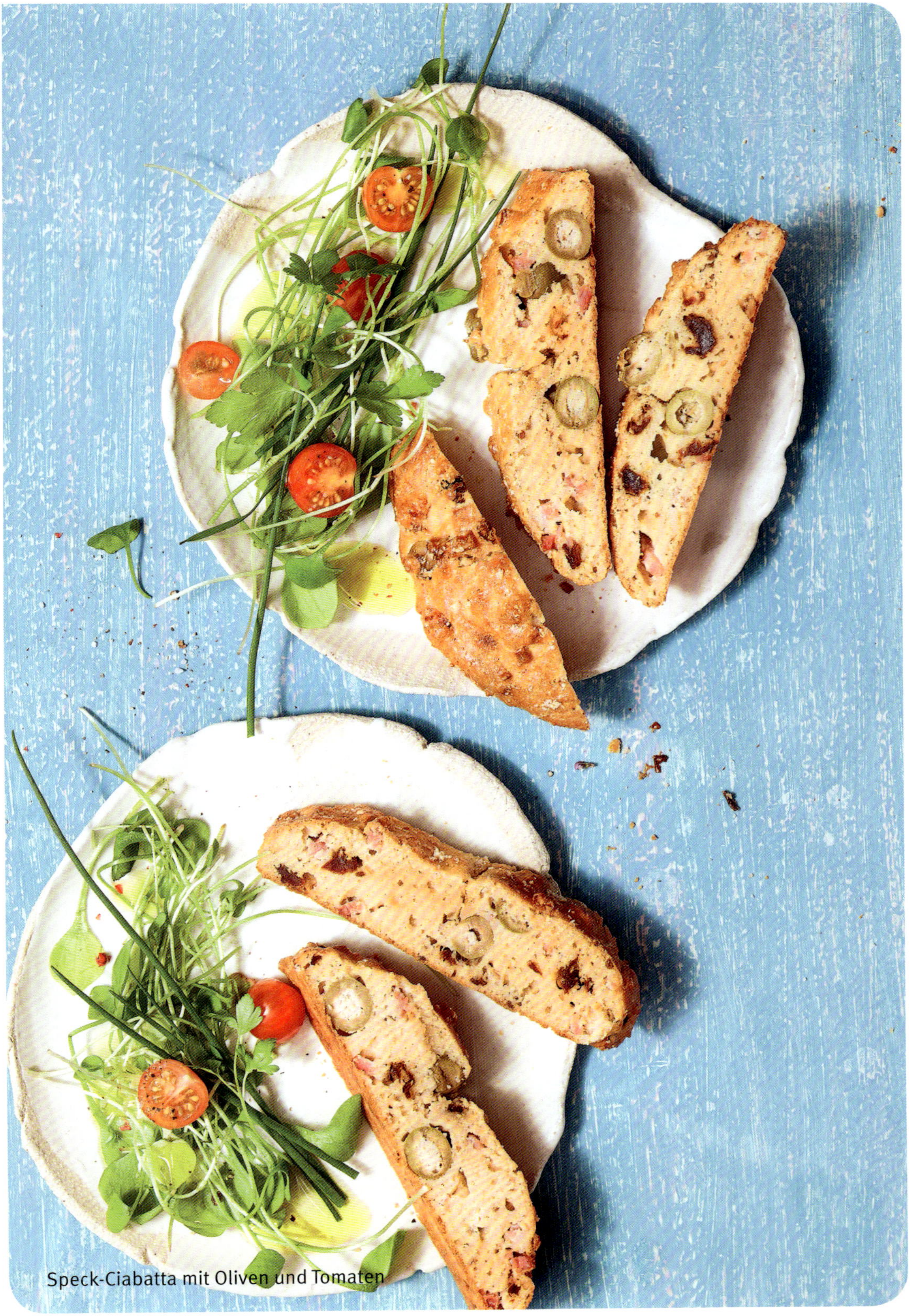

Speck-Ciabatta mit Oliven und Tomaten

Life Changing Bread

nebennierenfreundlich, ballaststoffreich

Ergibt 10–15 Scheiben

15 Min. + 2–3 Std. Ruhezeit + 1 Std. Backzeit

135 g Sonnenblumenkerne • 2 EL Kürbiskerne • 70 g Haselnüsse • 145 g Buchweizenflocken (oder glutenfreie Haferflocken) • 90 g Leinsamen • 2 EL Chiasamen • 3 EL Flohsamenschalen (gemahlen) • 1 TL Meersalz • 3 EL Kokosöl • 1 EL Ahornsirup • 350 ml warmes Wasser

- Die trockenen Zutaten in eine Schüssel geben und mischen.
- Das Kokosöl erwärmen und zusammen mit dem Ahornsirup hinzufügen. Warmes Wasser dazugeben und alles gut vermengen.
- Die Masse in eine mit Backpapier ausgelegte Kastenform geben.
- 2–3 Stunden (oder über Nacht) im Kühlschrank ruhen lassen.
- Den Backofen auf 180 °C Ober-/Unterhitze vorheizen.
- Das Brot in den Ofen geben und 20 bis 25 Minuten backen. Vorsichtig aus der Form lösen, wenden und auf dem mit Backpapier ausgelegten Backblech (ohne Form) in weiteren 40 Minuten fertigbacken. Vollständig auskühlen lassen.

Tipp Das Brot lässt sich prima scheibenweise einfrieren. Danach einfach kurz auftoasten.

Haferflockenbrötchen

nebennierenfreundlich, ballaststoffreich, enthält Casein

Ergibt 4–6 Brötchen

30 Min.

250 g glutenfreie Haferflocken • 250 g Magerquark • 1 Ei • 2 TL Backpulver • 1 Prise Salz

- Den Backofen auf 180 °C Unter-/ Oberhitze vorheizen.
- Alle Zutaten mit einem Löffel oder Rührgerät gründlich vermengen. Eventuell etwas Wasser hinzufügen, falls der Teig zu fest ist.
- 4–6 Brötchen formen, auf ein mit Backpapier ausgelegtes Backblech geben.
- In den Backofen geben und in 20 bis 25 Minuten goldbraun backen.

Variante Haferflocken können bei diesen Brötchen durch Buchweizenflocken ersetzt werden.

Zucchini-Schoko-Kuchen

darmfreundlich, nebennierenfreundlich, ballaststoffreich

Ergibt ca. 8 Stücke

20 Min. + 25 Min. Backzeit

200 g Zucchini • 1 mittelgroße Banane • 3 Eier • 80 g Kokosmehl • 50 g Mandelmehl • 40 g Kakaopulver • 10 g Backpulver • 1 EL Apfelessig • 1 EL Kokosblütensirup (optional) • 50 g Zartbitterschokolade (85 % Kakaoanteil)

- Den Backofen auf 200 °C Umluft vorheizen.

- Zucchini waschen und fein reiben. Die dabei ausgetretene Flüssigkeit wegschütten.

- Banane mit einer Gabel zu Brei zerdrücken, zusammen mit der Zucchini in eine Schüssel geben. Eier hinzufügen, alles gut vermengen.

- Kokos- und Mandelmehl, Kakao und Backpulver in einer separaten Schüssel vermengen und portionsweise mit der Zucchinimasse verrühren. Wird der Teig zu trocken, etwas Wasser dazugeben. Falls der Kuchen etwas süßer werden soll, den Kokosblütensirup hinzufügen.

- Den Teig in eine mit Backpapier ausgelegten Kastenform füllen, in den Ofen geben und ca. 25 Minuten backen.

- Den Kuchen aus dem Ofen nehmen, nach 10 Minuten vorsichtig aus der Form lösen und auskühlen lassen.

- Die Schokolade schmelzen und über den Kuchen träufeln.

Cookie Dough Bars

darmfreundlich, nebennierenfreundlich, vegan

Ergibt ca. 6 Riegel

20 Min.

4 EL Kokosmehl • 2 EL Mandelmehl • 2 EL Kokosöl • 2 EL Ahornsirup • ½ TL Vanille • 1 Prise Salz • 4 TL Zartbitter-Schokotropfen • 50 g Zartbitterschokolade (85 % Kakaoanteil)

- Alle Zutaten bis auf die Zartbitterschokolade zu einem festen Teig vermengen.

- Aus dem Teig ca. 6 kleine Riegel formen.

- Die Schokolade schmelzen und die Riegel damit überziehen.

Variante Statt Riegel können aus dem Teig auch gerne Kugeln geformt werden.

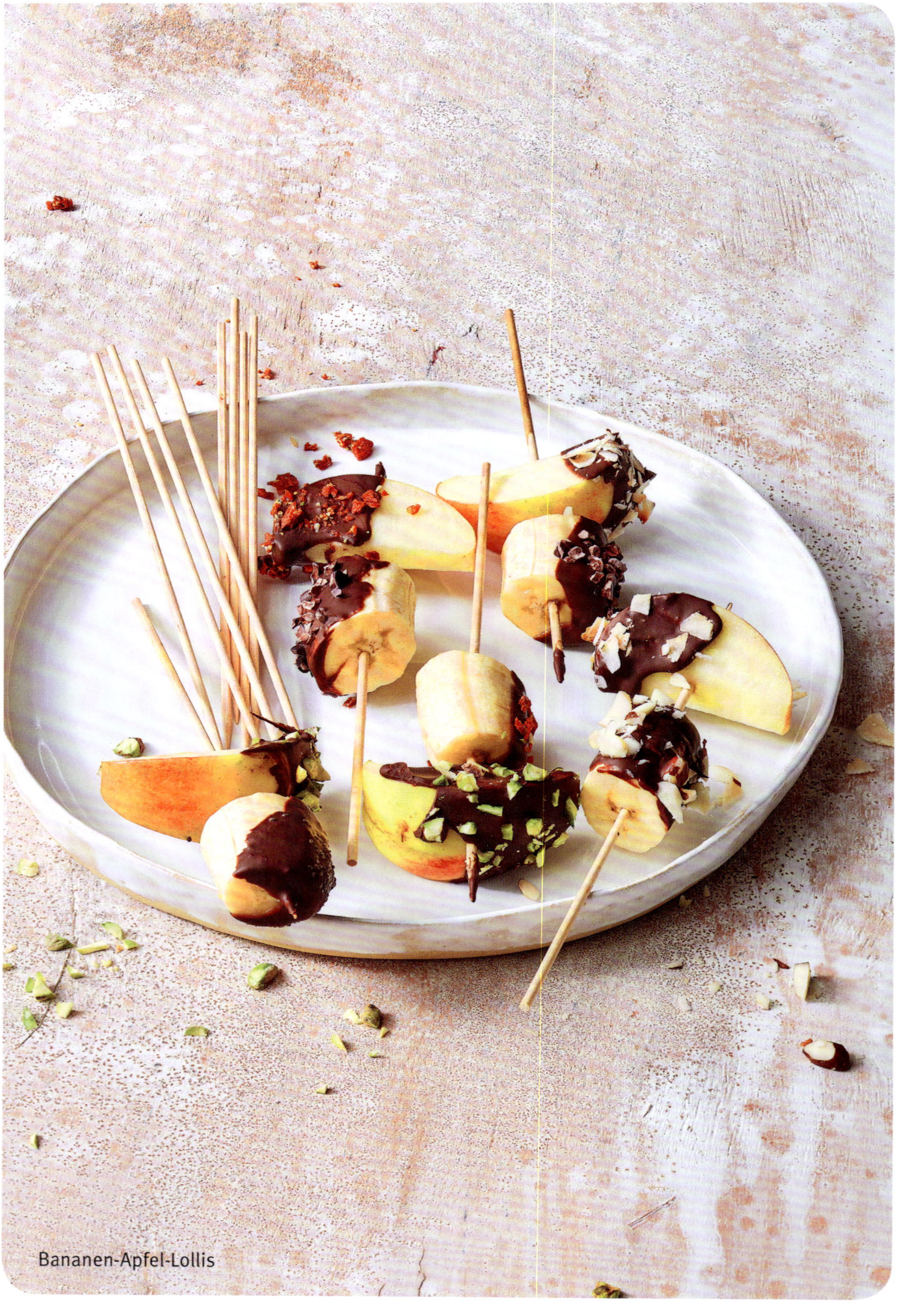

Bananen-Apfel-Lollis

Bananen-Apfel-Lollis

ballaststoffreich, reich an Antioxidanzien, enthält Lektin

10 Stück

10 Min.

2 Bananen • 1 Apfel • 50 g Zartbitterschokolade (85 % Kakaoanteil)

Toppings:

1 EL gehackte Haselnüsse • 1 EL Kakaonibs • 1 EL Chiasamen • 1 EL gehackte Pistazien • 1 EL Kokosflocken • 1 EL gehackte Goji-Beeren

Außerdem:

10 Schaschlikspieße (oder Eisstiele)

- Die Bananen schälen und in je 5 Stücke teilen. Den Apfel waschen, halbieren, entkernen und in insgesamt 10 Spalten schneiden.

- Die Schokolade schmelzen.

- Je 1 Bananenstück und 1 Apfelspalte aufspießen und zur Hälfte in die flüssige Schokolade tunken. Auf diese Weise 10 Lollis herstellen.

- Die Lollis mit Toppings bestreuen. Im Kühlschrank fest werden lassen.

Peanut Butter Bites

ballaststoffreich, reich an Antioxidanzien, enthält Lektin

Ergibt 8–12 Bällchen

15 bis 30 Min.

200 g Medjool-Datteln • 50 g Mandeln • 50 g Erdnüsse • 1 EL Erdnussbutter • 1 EL Kokosöl • 1 EL Kakaonibs • 50 g Zartbitterschokolade (85 % Kakaoanteil) • 2 EL Erdnüsse (fein gehackt)

- Alle Zutaten, bis auf die gehackten Erdnüsse und die Schokolade, in einen Mixer geben und zu einer Masse verarbeiten. Aus dem Teig Kugeln formen.

- Die Schokolade schmelzen, Kugeln darin eintauchen und mit gehackten Erdnüssen bestreuen.

- Die Kugeln im Kühlschrank fest werden lassen. Kühl aufbewahrt, halten sie sich ca. 1 Woche.

Gefüllte Schoko-Datteln

darmfreundlich, ballaststoffreich, reich an Antioxidanzien
6 Stück
15 Min.

6 Medjool-Datteln • 6 TL Nussbutter • 2 TL Kakaonibs • 50 g Zartbitterschokolade (85 % Kakaoanteil)

- Die Medjool-Datteln entkernen. Vorsichtig mit je 1 Teelöffel Nussbutter füllen. Die Schokolade schmelzen. Die Datteln mit Schokolade überziehen, mit Kakaonibs bestreuen.

- Die Schoko-Datteln im Kühlschrank fest werden lassen und dort aufbewahren.

Zimt-Pflaumen-Bällchen

ballaststoffreich, enthält Lektin
Ergibt 10–12 Bällchen
15 Min.

200 g getrocknete Pflaumen • 50 g Cashewkerne • 50 g Mandeln • 1 EL Cashewmus • 1 TL Zimt • 1 EL Kokosöl

- Alle Zutaten in einen Mixer geben und zu einer Masse verarbeiten.

- Aus dem Teig ca. 10 bis 12 Kugeln formen.

Bananensplit

darmfreundlich, präbiotisch, reich an Antioxidanzien
Für 2 Personen
10 Min.

2 Bananen • 25 g Zartbitterschokolade (85 % Kakaoanteil) • 4 EL Kokosjoghurt • 2 EL Mandelmus • 2 EL Kokosflocken • 1 EL Kakaonibs

- Die Bananen schälen und der Länge nach halbieren. Die Schokolade erwärmen.

- Die Bananenhälften nebeneinander in eine passende Schüssel legen.

- Joghurt und Mandelmus darauf anrichten, mit Schokolade beträufeln, Kokosflocken und Kakaonibs darüberstreuen.

Schokopudding

darmfreundlich, vegan, reich an Antioxidanzien
Für 2 Personen
10 Min.

1 Avocado • 1 reife Banane • 4 EL Rohkakao • 1 EL Kokosblütensirup (oder Dattelcreme) • 50 ml Mandeldrink • einige Minzblättchen

- Die Avocado halbieren, entkernen, Fruchtfleisch in ein hohes Gefäß geben.

- Die Banane schälen und mit den restlichen Zutaten zur Avocado geben. Alles mit einem Stabmixer pürieren.

- Den Pudding in 2 Schüsseln anrichten. Mit Minzblättchen garnieren.

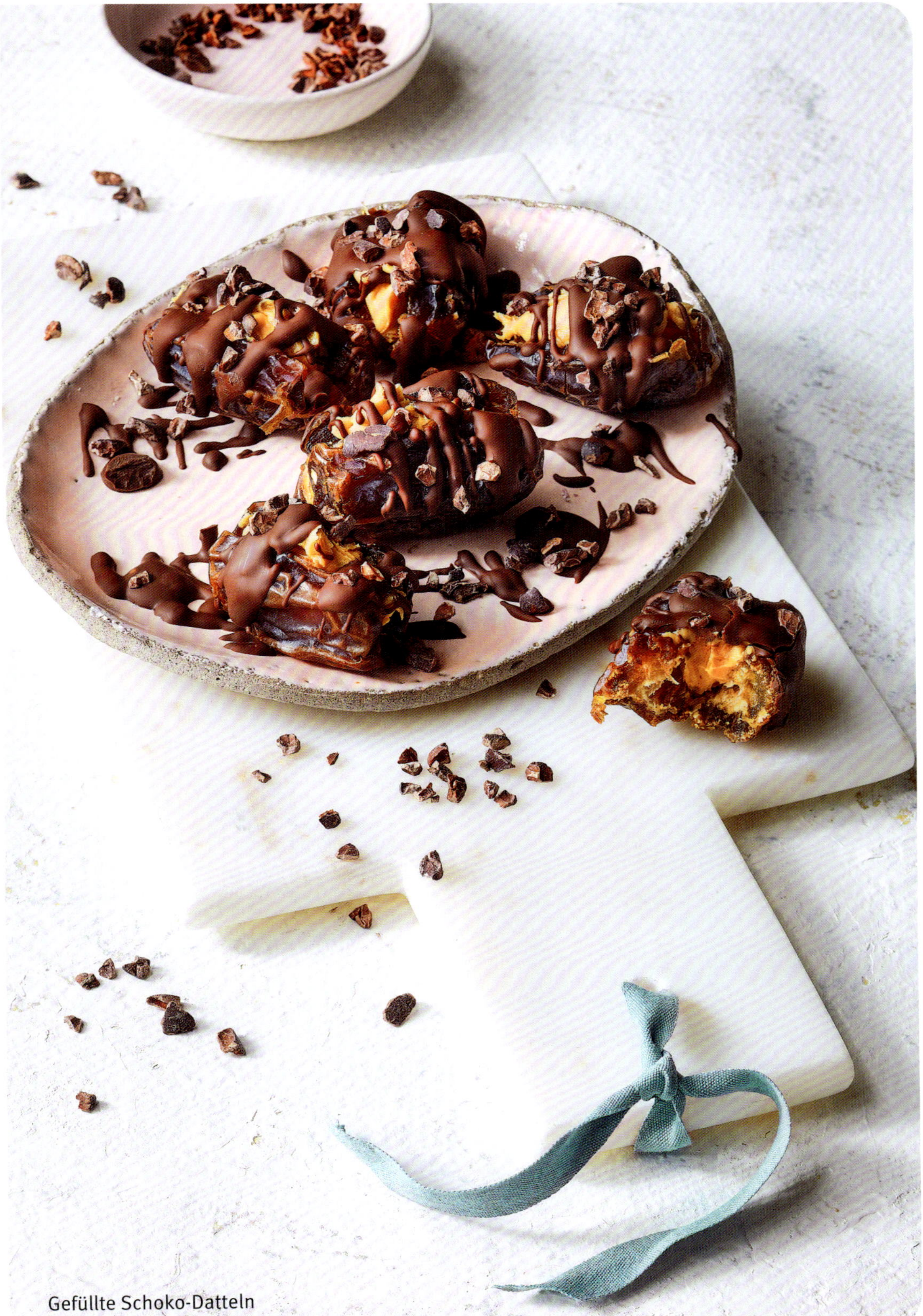

Gefüllte Schoko-Datteln

Nice Cream pur

darmfreundlich, vegan
Für 2 Personen
10 Min. + ca. 8 Std. Gefrierzeit

3 Bananen • 1 TL Vanillemark oder Vanille aus der Mühle

- Die Bananen in Scheiben schneiden und über Nacht in den Gefrierschrank legen.
- Bananenscheiben und Vanillemark in einen Mixer geben und zu einem cremigen Eis verarbeiten.

Tropical Dream

darmfreundlich, vegan
Für 2 Personen
10 Min. + 6 Std. Gefrierzeit

1 Mango • 3 Bananen • 2 EL Kokosflocken

- Mango schälen, das Fruchtfleisch würfeln. Banane schälen, in grobe Stücke teilen.
- Mangowürfel und Bananenstücke mindestens 6 Stunden oder über Nacht einfrieren.
- Alle Zutaten in einen Mixer geben und zu einem cremigen Eis verarbeiten.

Beerensorbet

darmfreundlich, vegan
Für 2 Personen
5 Min.

3 Bananen • 145 g TK-Beerenmix • 1 EL Ahornsirup • 1 TL Vanillemark oder Vanille aus der Mühle

- Alle Zutaten, bis auf 2 Esslöffel Beeren, in einen Mixer geben und zu einem cremigen Eis verarbeiten.
- Nun die restlichen Beeren untermischen.

Stracciatella

darmfreundlich
Für 3 Personen
10 Min. + 6 Std. Gefrierzeit

3 Bananen • 1 TL Vanillemark aus der Schote oder Vanille aus der Mühle • 30 g Zartbitterschokolade

- Bananen schälen und in grobe Stücke teilen. Mindestens 6 Stunden oder über Nacht ins Gefrierfach geben.
- Gefrorene Bananenstücke und Vanille in einen Mixer geben und zu einem cremigen Eis verarbeiten.
- Schokolade hacken und unterrühren.

Caramel Bars

darmfreundlich, vegan, ballaststoffreich
Ergibt ca. 8 Stück
30 Min. + 1 Std. Kühlzeit

Für den Boden:
50 g Mandelmehl • 75 g Kokosmehl • 50 g Ahornsirup • 1 Prise Salz • 1–2 EL Kokosöl

Für die Füllung:
240 ml Kokosmilch • 4 EL Akazienhonig

Für die Schokoschicht:
50 g Kokosöl • 30 g Rohkakao • 3 EL Ahornsirup

- Die Zutaten für den Boden, bis auf das Kokosöl, zu einem feuchten Teig vermengen. Ist der Teig zu krümelig, 1 bis 2 Esslöffel Kokosöl hinzufügen.

- Den Teig in eine rechteckige, mit Backpapier ausgelegte Form geben, andrücken und für ca. ½ Stunde in den Kühlschrank stellen.

- Für die Füllung Kokosmilch und Akazienhonig in einen Topf geben und aufkochen. Dabei umrühren. Fünf bis 10 Minuten bei mittlerer Hitze zu einer karamellartigen Masse einkochen und abkühlen lassen. Die Füllung auf der Teigmasse verstreichen und für ca. 30 Minuten in den Gefrierschrank geben.

- Für die Schokoschicht das Kokosöl schmelzen und mit Kakao und Ahornsirup verrühren.

- Aus der gekühlten Karamellplatte ca. 8 Riegel schneiden und diese mit der Schokolade rundherum überziehen. Die Caramel Bars im Kühlschrank aufbewahren.

Kokos-Konfekt

darmfreundlich, vegan, ballaststoffreich
Ergibt ca. 24 Kugeln
25 Min. + 1 Std. Kühlzeit

220 g gekühlte Kokosmilch • 220 g Kokosraspel • 1 TL Vanille aus der Mühle • 3 EL Kokosblütensirup • 6 EL Kokosmus • zusätzlich 4 EL Kokosraspel

- Von der gekühlten Kokosmilch den cremigen Teil abschöpfen.

- Kokoscreme, Kokosraspel, Vanille und Kokosblütensirup im Mixer zu einer feuchten Masse verarbeiten. Daraus ca. 24 Kugeln formen, diese auf einen Teller geben und 1 Stunde im Kühlschrank fest werden lassen.

- Das Kokosmus erwärmen, die Kugeln durchziehen und in den restlichen Kokosraspeln wälzen. Die Kugeln im Kühlschrank aufbewahren. Haltbarkeit ca. 1 Woche.

Rezept- und Zutatenverzeichnis

Sachverzeichnis

Liebe Leserin, lieber Leser,

hat Ihnen dieses Buch weitergeholfen? Für Anregungen, Kritik, aber auch für Lob sind wir offen. So können wir in Zukunft noch besser auf Ihre Wünsche eingehen. Schreiben Sie uns, denn Ihre Meinung zählt!

Ihr TRIAS Verlag

E-Mail-Leserservice
kundenservice@trias-verlag.de

Lektorat TRIAS Verlag
Postfach 30 05 04
70445 Stuttgart
Fax: 0711 89 31-748

Bibliografische Information der Deutschen Nationalbibliothek
Die Deutsche Nationalbibliothek verzeichnet diese Publikation in der Deutschen Nationalbibliografie; detaillierte bibliografische Daten sind im Internet über http://dnb.d-nb.de abrufbar.

Programmplanung: Uta Spieldiener
Projektmanagement: Anja Bippus
Redaktion: Annette Barth, Hamburg
Bildredaktion: Christoph Frick, Caroline Merdian
Umschlaggestaltung und Layout: CYCLUS Visuelle Kommunikation, Stuttgart

Bildnachweis:
Autorenfoto: Markus Zielke
Umschlagfoto: Meike Bergmann, Berlin
Alle Rezeptfotos: Meike Bergmann, Berlin
Zeichnungen: Grafikbüro Schaaf, Germersheim

1. Auflage 2019

Printed in Germany

Satz: Reemers Publishing Services GmbH, Krefeld
gesetzt in Adobe Indesign CC 2019
Druck: Westermann Druck GmbH, Zwickau

Gedruckt auf chlorfrei gebleichtem Papier

ISBN 978-3-432-10930-5

Auch erhältlich als E-Book:
eISBN (ePub) 978-3-432-10931-2

4 5 6